SCHRIFTEN AUS DEM GESAMTGEBIET DER GEWERBEHYGIENE
HERAUSGEGEBEN VON DER DEUTSCHEN GESELLSCHAFT FÜR GEWERBEHYGIENE
IN FRANKFURT A.M., PLATZ DER REPUBLIK 49
NEUE FOLGE. HEFT 33

Der Verlauf der Staublungenerkrankung bei den Gesteinshauern des Ruhrkohlengebietes

Von

Professor Dr. **A. Böhme** und Dr. med. **C. Lucanus**

Leitender Arzt der inneren Abteilung
der Augusta-Kranken-Anstalt in Bochum

Leitender Arzt der inneren Abteilung
des Evangel. Krankenhauses Eickel
früher Oberarzt der inneren Abtlg. der
Augusta-Kranken-Anstalt in Bochum

Mit 49 Abbildungen

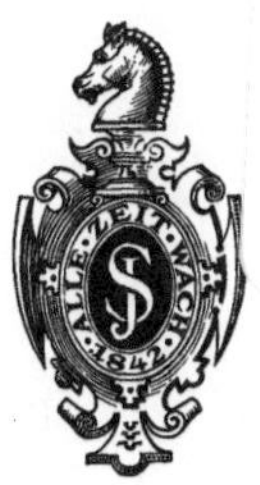

Berlin
Verlag von Julius Springer
1930

ISBN-13:978-3-642-93786-6   e-ISBN-13:978-3-642-94186-3
DOI: 10.1007/978-3-642-94186-3

Inhaltsverzeichnis.

Einleitung.

Die letzten Jahre haben uns eine Fülle von Beobachtungen über die indurative Staublungenerkrankung gebracht, durch die wir über die Häufigkeit ihres Auftretens in den verschiedenen Staubberufen, das klinische und röntgenologische Bild der Staubinduration in ihren verschiedenen Stadien, Unterschiede der Erkrankungen in den verschiedenen Berufen unterrichtet worden sind. Experimentelle Forschungen haben unsere Kenntnisse über die Beziehungen zwischen Staubeinatmung und Tuberkulose wesentlich erweitert. Aber alle Arbeiten zeigen uns auch, wie wenig gesichert der Unterbau unserer Kenntnisse ist. Es fehlt die eingehende pathologisch-anatomische Bearbeitung des Gebietes, wenigstens in der europäischen Literatur, die Verfolgung des klinischen Verlaufs der Erkrankung. Eine besonders umstrittene Frage ist die nach den Beziehungen der Tuberkulose zur Staubinduration. Daß die vorgeschrittene Staubinduration sehr häufig mit Tuberkulose vergesellschaftet ist, ist allgemein anerkannt. Während aber die einen Untersucher der Ansicht sind, daß die Tuberkulose erst spät zur Staubinduration hinzutritt, vermuten die anderen deren Mitwirkung schon früher oder sogar von Beginn der Erkrankung an. Und ebenso verschieden sind die Ansichten über die gegenseitige Beeinflussung von Staubwirkung und tuberkulöser Infektion. Auf der einen Seite wird eine günstige Beeinflussung der Tuberkulose durch die Staubeinwirkung, auf der anderen das Gegenteil angenommen.

Die eingehendsten Untersuchungen über diese Fragen verdanken wir den südafrikanischen Forschern, die stets die große Bedeutung der tuberkulösen Infektion in den Vordergrund gerückt haben. Zu dieser Anschauung gelangen sie durch die anatomischen Untersuchungen und durch die Beobachtung des Verlaufes der Erkrankung. Die langjährige Verfolgung aller an Staublunge erkrankten weißen Bergarbeiter des „Randdistriktes" ergab, daß sehr häufig die Erkrankung eine ausgesprochene Neigung zum Fortschreiten zeigt, auch wenn ihre Träger der weiteren Staubeinwirkung sofort nach Feststellung der ersten sicheren Veränderungen entzogen werden. 5 Jahre nach Feststellung der Erkrankung waren 17,5% der Erkrankten verstorben, 41% hatten sich verschlimmert, 41% waren stationär geblieben (Irvine[1]). Dieses Fortschreiten der Erkrankung nach Aufgabe des Berufes sehen die südafrikanischen Forscher als sicheres Zeichen der Mitwirkung eines infektiösen

---

[1] Irvine, The diagnosis of silicosis as an occupational disease 4. Réunion de la commission perm. pour l'étude des mal. professionelles. Lyon 1929.

Agens, d. h. im allgemeinen des Tuberkelbazillus, an. Nach Watchkins-Pitchford[1] sind nach 7 Jahren 54% der Fälle von sogenannter einfacher Silikosis in Tuberkulose übergegangen. Allerdings stützt sich diese Angabe auf die Deutung des Röntgenbildes, nicht auf den bakteriologischen Nachweis von Tuberkelbazillen. Auf Grund der Neigung zum Fortschreiten und der anatomischen Befunde nehmen die südafrikanischen Forscher an, daß auch bereits bei der Entstehung der feinknotigen Silikose der Tuberkelbazillus oft eine bedeutsame Rolle spielt. Watchkins-Pitchford formulierte 1927 seine Ansicht dahin, daß „in wenigstens der sehr großen Mehrzahl der Fälle die bestimmende Ursache des Auftretens der Silikose, selbst in ihrer einfachen Form, eine tuberkulöse Infektion" sei, daß praktisch alle makroskopisch nachweisbaren indurativen Veränderungen der Ausdruck einer Tuberkulosilikose seien. Und dementsprechend glaubte er, die Frage der Disposition zur Staublungenerkrankung mit der Annahme erklären zu können, daß derjenige bei gegenügender Staubeinatmung zur Stauberkrankung disponiert sei, der eine tuberkulöse Infektion in sich trage. Irvine bezeichnet 1929 diese Anschauung als zu weitgehend. Er erkennt eine reine feinknotige Silikose als Folge der Steinstaubatmung — ohne Mitwirkung des Tuberkelbazillus — an, schränkt diesen Satz aber doch dahin ein, daß in der Mehrheit der Fälle von sogenannter einfacher Silikose, wenigstens am Witwatersrand, eine verborgene tuberkulöse Infektion schon vom Augenblick der ersten klinischen Erscheinungen an vorhanden sei. Bei der Sektion solcher Lungen finde man recht häufig außer den typischen Staubknötchen hier und da, besonders in den oberen Lungenteilen, einige etwas größere unregelmäßig gestaltete graue oder grauschwarze Knötchen, mitunter mit nekrotischem, verkästen oder verkalkten Zentrum. Diese seien tuberkulöser Natur und bildeten den Ausgangspunkt für die spätere Entwicklung einer ausgedehnten fibrösen Tuberkulosilikose, bei der durch das Zusammenwirken von Staub und Tuberkelbazillen die bekannten großen harten Staubschwielen entständen. Nach Mavrogordato[2] erreichen die reinen Staubknötchen im allgemeinen nur einen Durchmesser von 2 mm und zeichnen sich durch ihre scharfe Begrenzung gegenüber der gesunden Lungenumgebung aus. Eine stärkere Größenzunahme einzelner Knötchen, ihre unregelmäßige Begrenzung, die Bildung größerer kompakter Schwielen beruhe auf der Mitwirkung infektiöser Prozesse, die fast stets durch den Tuberkelbazillus hervorgerufen seien. Die eigentümliche streifige Musterung („patterning") des fibrösen Gewebes sei verdächtig, in Südafrika sogar beweisend für Mitwirkung der Tuberkelbazillen. Alle nach Aufgeben der Staubarbeit noch fortschreitenden Stauberkrankungen, alle tödlich verlaufenden Fälle von Silikose seien mit einer Tukerkulose verbunden. Die südafrikanischen Forscher erkennen aber an, daß das Bild der Staublunge sich im Laufe der Jahre

---

[1] Watchkins-Pitchford, Silicosis of the South African Gold miners. Journ. of Industr. Hyg. April 1927.

[2] Mavrogordato, The aetiology of Silicosis. 4. Réunion de la commission perm. pour l'étude des mal. profess. Lyon 1929.

unter dem Einfluß der systematischen erfolgreichen Staubbekämpfung geändert habe. Da die eingeatmeten Staubmengen heute nur noch einen Bruchteil der früheren betrügen, so seien auch die eigentlichen Staubschädigungen geringer; der Anteil, den die tuberkulöse Infektion an dem Zustandekommen der fortschreitenden Lungenfibrose habe, sei umgekehrt größer geworden. Und die Möglichlichkeit zur tuberkulösen Infektion habe durch die Methoden der Staubbekämpfung eher zugenommen. Die reichliche Anwendung des Wasserstrahls zur Niederschlagung des Staubes erzeuge eine feuchte Atmosphäre, die das Eintreten einer Tröpfcheninfektion begünstige. Die Quellen der tuberkulösen Infektion sind in den afrikanischen Gruben anscheinend reichlich gegeben. Die weit überwiegende Zahl der Bergarbeiter sind Schwarze. Es ist bekannt, daß diese der tuberkulösen Infektion sehr leicht unterliegen und an schweren, rasch fortschreitenden Formen der Tuberkulose, besonders akuten käsigen Pneumonien, erkranken. Da die ärztliche Beaufsichtigung der Schwarzen wenigstens bis vor kurzem mangelhaft war, so war hier eine ständige Quelle der Infektion gegeben. Die Größe der Gefahr kann man vielleicht aus der Tatsache ermessen, daß — allerdings vor einer Reihe von Jahren — 15% aller in den Gruben gesammelten Sputa Tuberkelbazillen enthielten. Die südafrikanischen Forscher geben daher die Möglichkeit zu, daß bei stärkerer Staubeinatmung, als sie heute in den Gruben Südafrikas üblich ist, und geringerer Exposition gegenüber der tuberkulösen Infektion, diese beim Zustandekommen der Staubkrankheit eine weniger große Rolle spiele, daß also in Europa und Amerika die „reine Staublunge" vielleicht häufiger und in schwereren Formen vorkomme als in Südafrika.

Wir sind auf diese südafrikanischen Untersuchungen etwas näher eingegangen, weil sie sich auf besonders großes und sorgfältig bearbeitetes Material stützen und bisher bei uns kaum in genügender Weise bekannt sind. Die Mehrzahl der europäischen und amerikanischen Untersucher erkennt zwar die große Bedeutung der tuberkulösen Infektion im Bilde der schweren Staublunge an, nimmt aber an, daß diese meist erst im Verlauf der Staubinduration hinzutritt. In Deutschland nähern sich Ickert[1] und Hübschmann der südafrikanischen Ansicht[2].

Die experimentellen Untersuchungen der letzten Jahre (Mavrogordato[3], Sleeswijk[4], Joetten und Arnoldi[5]) stützen im allgemeinen die südafrikanischen klinischen und anatomischen Anschauungen. Sie bestätigen zwar, daß es durch langdauernde Gesteinstaubinhalation gelingt, indurative Lungenveränderungen im Tierexperiment hervorzurufen. Diese gehen aber über das feinknotige Stadium nicht hinaus, auch

---

[1] Ickert, Tuberkulose-Bibliothek 1923, Nr 10.

[2] Anmerkung bei der Korrektur: Die letzten pathologisch-anatomischen Veröffentlichungen aus Südafrika (Strachan und Simson, Internat. Silikose-Konferenz, Johannesburg 1930) geben zu, daß eine massive Fibrose als Folge der reinen Silikose — ohne Infektion — sich entwickeln kann.

[3] Mavrogordato: Studies in experimental silicosis etc. Johannesburg 1922.

[4] Sleeswijk: Kongreß für Unfallkrankheiten in Amsterdam. 1925.

[5] Joetten u. Arnoldi: Gewerbestaub und Lungentuberkulose. Berlin 1927.

dann nicht, wenn es innerhalb der Indurationsherde zum Zerfall kommt.
Ausgedehnte Verdichtungsprozesse werden dagegen beobachtet, wenn
die Staubeinatmung mit einer an sich unterschwelligen tuberkulösen
Infektion verbunden ist. Besonders die Versuche von Joetten und
Arnoldi an reinfizierten, der Staubeinatmung ausgesetzten Kaninchen
führten zu Veränderungen, die mit denen des Menschen weitgehende
Ähnlichkeit zeigen und sprechen für die große Bedeutung der tuber-
kulösen Infektion.

Wir hofften einen Beitrag zur Behandlung dieser Fragen liefern zu
können, indem wir das weitere Schicksal der früher von uns bei Gesteinshauern festgestellten Staubindurationen durch Jahre hindurch verfolgten. So ließ sich beurteilen, ob auch bei uns die Staubkrankheit nach
Aufgabe der schädigenden Tätigkeit noch die Neigung zum Fortschreiten
zeigt, und wie oft im Laufe der Zeit eine manifeste Tuberkulose bei Staubkranken nachweisbar wird. Die bisherigen europäischen Veröffentlichungen beschäftigen sich im allgemeinen nur mit dem Augenblicksbild
der Staubinduration, geben selten eine Übersicht über den Verlauf des
Einzelfalles. Aber nur durch solche fortlaufenden Beobachtungen wird
man einen gewissen Einblick in den Entwicklungsgang der Krankheit
bekommen und zu einer Prognose der einzelnen Stadien gelangen. Anatomische und chemische Untersuchungen an den Lungen verstorbener
Staubkranker gaben Gelegenheit, das klinische Bild zu ergänzen; und es
wurde weiter versucht, durch reichliche Anwendung des Meerschwein-
chenversuches ein genaueres Urteil über die Bedeutung der tuberkulösen
Infektion zu gewinnen. Herrn Dr. Löns-Dortmund sind wir für die
Durchführung der Tierversuche zu großem Dank verpflichtet. Für
jede Untersuchung wurden mindestens zwei Tiere benutzt. Dem
Reichsgesundheitsamt sind wir für die ständige Förderung, die es
unsern Untersuchungen zu teil werden ließ, zu aufrichtigem Danke
verpflichtet.

Chemische Untersuchungen.

Die Diagnose „Staublunge" bedarf des Staubnachweises in der Lunge. Dieser ist klinisch und röntgenologisch nicht direkt zu führen; wir können durch diese Methoden nur feststellen, daß bei Leuten, die lange der Einwirkung quarzhaltigen Staubes ausgesetzt sind, sich häufig jene Veränderungen finden, die wir als Staubinduration bezeichnen. Anatomisch läßt sich der Kohlenstaub zwar leicht in der Lunge nachweisen, ein genaues Urteil über seine Menge ist schon schwieriger. Und andere Staubarten werden bei der Anwesenheit von Kohlenstaub durch diesen so stark verdeckt, daß sie mikroskopisch kaum mit Sicherheit zu erkennen sind. Erst die chemische Untersuchung an Leichenlungen gibt uns die Möglichkeit, die verschiedenen in der Staublunge abgelagerten Staubarten von einander abzugrenzen und quantitativ zu bestimmen.

Die in den Kohlenbergwerken beschäftigten Gesteinshauer atmen neben Kohlenstaub den Staub der Gesteinsarten ein, die sie bohren und sprengen. Der Leiter der geologischen Abteilung der Westfälischen Berggewerkschaftskasse, Herr Bergassessor Professor Dr. Kukuk-Bochum, hatte die Freundlichkeit uns über die Zusammensetzung dieser Gesteinsmassen die folgenden Ausführungen zur Verfügung zu stellen:

Am Gesteinaufbau des rund 3000 m mächtigen niederrheinisch-westfälischen Steinkohlengebirges sind bekanntlich außer den verhältnismäßig dünnen Kohlenflözen die weit mächtigeren Zwischenschichten von Schieferton, Sandschiefer, Sandstein und Konglomerat in ständiger Wechsellagerung miteinander beteiligt. Dazu kommen noch die stellenweise mit den Kohlenflözen vergesellschafteten, teils selbständigen Eisensteine. Der Anteil jedes Einzelgesteines an dem Gesamtgebirgskörper ist entsprechend der schnellen faziellen Änderung der Schichten sowohl nach dem stratigraphischen Horizont als auch örtlich sehr verschieden. Im Durchschnitt nehmen die Schiefertone etwa mit rund 37%, die Sandsteine mit rund 37%, die Sandschiefer mit rund 22%, die Konglomerate nur mit rund 2% an der Gesamtmächtigkeit teil. Die Kohlenflöze sind dagegen nur mit etwa 1,8% an der Gesamtgebirgsmächtigkeit des flözführenden Karbons beteiligt.

Wie die Untersuchung der vielfach in rhythmischer Wechsellagerung wiederkehrenden Gesteinsarten lehrt, stellen diese keine scharf voneinander geschiedenen Gesteinstypen dar, sondern sind durch alle möglichen faziellen Ausbildungsweisen miteinander verbunden. Im einzelnen sei bezüglich der Zusammensetzung der Gesteine das Folgende gesagt.

Schiefertone.

Schiefertone (einschließlich der Tonschiefer) sind zu etwa gleichen Teilen mit den Sandsteinen am Aufbau des Karbons beteiligt. Makroskopisch läßt das dichte scheinbar gleichmäßige Gestein keine Einzelbestandteile erkennen. Mikroskopisch besteht das überaus feinkörnige Gestein aus einem mineralogisch schwer zu erkennenden mikrokristallinen, glimmerähnlichen Mineral, aus feinsten, meist eckigen Quarzkörnchen, Feldspatstückchen, deutlichen Glimmerschüppchen und untergeordnet noch aus sogenannten kleinen Tonschiefernadeln, die als Rutil angesprochen werden.

Über die chemische Zusammensetzung geben einige Analysen Aufschluß. Eine im Laboratorium der Berggewerkschaftskasse ausgeführte Analyse eines etwa 10 cm mächtigen weißen Tonpackens über Flöz Dach (Zeche Schlägel und Eisen) ergab:

$$SiO_2 \ldots \ldots 43,9\%$$
$$Al_2O_3 \ldots \ldots 32,5\%$$
$$CaO \ldots \ldots 2,6\%$$
$$MgO \ldots \ldots 3,2\%$$
$$Na_2O \ldots \ldots 4,3\%$$
$$K_2O \ldots \ldots 1,0\%$$
$$H_2O \ldots \ldots 2,6\%$$

Organische Substanz 9,7%

99,8%

Ein anderer gelblich-weißer Ton der Gasflammkohlengruppe der Zeche Schlägel und Eisen hatte nach einer Analyse desselben Laboratoriums folgende Zusammensetzung:

$$SiO_2 \text{ einschließlich } TiO_2 \ldots \ldots 62,16\%$$
$$Al_2O_3 \ldots \ldots 22,30\%$$
$$FeO + Fe_2O_3 \ldots \ldots 6,00\%$$
$$H_2O \text{ hygr.} \ldots \ldots 0,83\%$$
$$H_2O \text{ geb.} \ldots \ldots 5,16\%$$
$$CaO \ldots \ldots 0,50\%$$
$$MgO \ldots \ldots 0,70\%$$

Alk. ber. 2,25%

99,90%

Die Schiefertone des Liegenden der Flöze zeigen etwa folgende durchschnittliche chemische Zusammensetzung:

$$SiO_2 \ldots \ldots 60,80\%$$
$$Al_2O_3 \ldots \ldots 23,09\%$$
$$Fe_2O_3 \ldots \ldots 3,51\%$$
$$CaO \ldots \ldots 1,12\%$$
$$MgO \ldots \ldots 2,03\%$$
$$SO_3 \ldots \ldots 0,65\%$$
$$C \ldots \ldots 0,95\%$$

Alkalien 2,60%

Glühverlust 6,20%

Sandschiefer.

Durch die Aufnahme von Sandkörnchen bei reichlicher Glimmerführung gehen die Schiefertone ganz allmählich in einen sandigen Schiefer über, den der westfälische Bergmann „Sandschiefer" nennt.

Sandstein.

Die mit rund 37% am Aufbau des flözführenden Karbons beteiligten Sandsteine sind namentlich in der Magerkohlen- und Gasflammkohlengruppe vertreten. Sie bestehen zum weit überwiegenden Teil aus farblosen oder milchigen Quarzkörnern und zu einem sehr kleinen Teil aus grauen bis schwarzen Kieselschieferkörnchen, die in der die Lücken ausfüllenden Kieselsäure eingebettet liegen. Dazu treten noch vereinzelte Toneisenstein- und Schiefertonstückchen. Außerdem ist stets, besonders auf den Schichtflächen, heller und bisweilen auch bräunlicher Glimmer (Kaliglimmer oder Muskovit) vorhanden. Untersuchungen des Laboratoriums der W.B.G.K. von Sandsteinen in der Umgebung der Flöze 2, 3, 4 und 10 der Zeche Fürst Leopold bei Dorsten hatten folgendes Ergebnis:

Probe	% Gesamt-SiO_2	% freie SiO_2
Flöz 2, Hangendes	66,02	28,30
„ 3, Liegendes	64,94	27,80
„ 4, Liegendes	56,84	24,36
„ 10, Hangendes	84,66	36,30
„ 10, Liegendes	63,70	27,30

Die Analyse eines ganz besonders harten, im allgemeinen aber sehr seltenen Sandsteins ergab:

$$SiO_2 \ldots \ldots \ldots \ldots \quad 94,82\%$$
$$Al_2O_3 \ldots \ldots \ldots \ldots \quad 1,73\%$$
$$Fe_2O_3 \ldots \ldots \ldots \ldots \quad 2,97\%$$
$$CaO \ldots \ldots \ldots \ldots \quad 0,02\%$$
$$MgO \ldots \ldots \ldots \ldots \quad 0,25\%$$
$$K_2O \ldots \ldots \ldots \ldots \quad 0,21\%$$
$$\overline{100,00\%}$$

Konglomerate.

Die Konglomerate nehmen einen sehr bescheidenen Anteil (rund 2,0%) an der Gesamtmächtigkeit des Karbons. Sie gehen aus dem Sandstein durch Größenzunahme des Korns hervor, so daß es in manchen Fällen schwer fällt, die Grenze zwischen Sandstein und Konglomerat zu ziehen. Die Gerölle bestehen aus fettglänzendem, farblosem bis weißem oder leicht grünlich und rötlich gefärbtem Quarz, schwarzen Kieselschiefern, braunroten und gelben Toneisensteinen, roten Eisenkieseln und grauem Schieferton. Kalkgerölle sind noch nicht beobachtet worden.

Eisensteine.

Den erwähnten Sedimenten gegenüber ist der Anteil der Eisensteine am Aufbau sehr unerheblich. Hinsichtlich der petrographischen Beschaffenheit derselben kann man unterscheiden:
a) Spateneisenstein,
b) Kohleneisenstein und die eisenhaltigen Schiefer,
c) Toneisenstein (Sphärosiderit).

Spateisenstein.

Das am wenigsten häufige Gestein ist der Spateneisenstein.
Chemische Zusammensetzung:

$$FeCO_3 \ldots \ldots \ldots \ldots \ldots \quad 69,26\%$$
$$CaCO_3 \ldots \ldots \ldots \ldots \ldots \quad 6,25\%$$
$$MgCO_3 \ldots \ldots \ldots \ldots \ldots \quad 5,25\%$$
$$Sand \ldots \ldots \ldots \ldots \ldots \quad 2,00\%$$
$$Organische\ Stoffe \ldots \ldots \ldots \quad 10,80\%$$
$$Fe_2O_3 \ldots (darunter\ 0,33\ P_2O_5) \ldots \quad 4,50\%$$
$$Mn_2O_3 \ldots \ldots \ldots \ldots \ldots \quad 2,31\%$$
$$\overline{100,37\%}$$

Kohleneisenstein.

Der weit häufigere, meist mit den Kohlenflözen vergesellschaftete Kohleneisenstein stellt ein Gemenge von kohlensaurem Eisenoxydul ($FeCO_3$) mit wenig Ton, Sand und geringerer oder größerer Menge von Kohlenstoff in wechselnden Verhältnissen dar. Eine neuere Analyse des Eisensteinflözes der Zeche Friederika bei Bochum weist unter anderem folgende Bestandteile nach:

$$
\begin{aligned}
\text{Brennbares} &\ldots\ldots\ldots 39{,}7\ \% \\
SiO_2 &\ldots\ldots\ldots\ 3{,}8\ \% \\
FeO &\ldots\ldots\ldots 43{,}2\ \% \\
Al_2O_3 &\ldots\ldots\ldots\ 4{,}6\ \% \\
CaO &\ldots\ldots\ldots\ 1{,}5\ \% \\
MgO &\ldots\ldots\ldots\ 0{,}15\% \\
P_2O_5 &\ldots\ldots\ldots\ 0{,}1\ \%
\end{aligned}
$$

Toneisensteine.

Die aus kohlensaurem Eisenoxydul und Ton bestehenden Toneisensteine oder Sphärosiderite finden sich vorwiegend in Schiefertonen, untergeordnet auch in Sandschiefern der verschiedenen Kohlengruppen.

Da die Bergleute beim Auffahren der Strecken, beim Schachtabteufen oder sonstigen Arbeiten in den verschiedensten Arten der Gesteine arbeiten, wird der von ihnen aufgenommene Gesteinsstaub aus den genannten Bestandteilen etwa in demselben oben angeführten Verhältnis bestehen. Nur die lediglich in Querschlägen im Bohrmaschinenbetriebe tätigen Hauer werden — zum größeren Teil wenigstens — vorwiegend in den kieselsäurereicheren Sandsteinen arbeiten und demgemäß auch mehr Sandstaub einatmen.

Frühere Untersuchungen von Böhme[1] und Weinstein hatten ergeben, daß pneumonokoniotische Lungen von Arbeitern in Kohlengruben regelmäßig einen erhöhten Gehalt von Trockensubstanz, Gesamtasche und besonders von Quarz aufwiesen. Auch in indurationsfreien Lungen von Bergarbeitern können diese Bestandteile erhöht sein, aber erheblich geringer als in den indurierten Lungen. Der Kohlegehalt der Lungen war wechselnd, in den indurierten Lungen zum Teil geringer als in den nichtindurierten. Es wurde daraus gefolgert, daß für das Zustandekommen der Staubinduration dem Gehalt an Aschenbestandteilen, besonders an Quarz, eine ausschlaggebende Bedeutung zukommt, während dem Kohlenstaub geringer Einfluß beizumessen ist.

Diese Untersuchungen wurden fortgesetzt. Herrn Dr. Weinstein, dem Leiter des hiesigen städt. Untersuchungsamtes, der die früheren Untersuchungen ausgeführt und die Methodik dafür ausgearbeitet hatte, sind wir für die Durchführung auch der weiteren Untersuchungen zu großem Dank verpflichtet. Bestimmt wurden der Trockengehalt der Lungen, die Gesamtasche, der als Sand bezeichnete salzsäureunlösliche Anteil und die Kohlenstaubfraktion. Da die Methodik in der früheren Arbeit nur gekürzt mitgeteilt wurde, so sei sie hier nach den Angaben von Herrn Dr. Weinstein genauer gebracht.

„Nach den Erfahrungen der Lebensmittelchemie löst sich animalisches Gewebe restlos in 8%iger alkoholischer Kalilauge, sicherlich aber in 12%iger, während vegetabilisches Gewebe sich nicht löst. Da Kohle vegetabilischer Herkunft ist, so mußte sie samt mineralischen Stoffen, Phosphaten und Karbonaten der alkalischen Erden ungelöst bleiben. Durch Verdünnung und Sedimentierung mußte es möglich sein, die gelösten Lungenteile bereits durch Dekantieren und zuletzt durch Abfiltrieren vom ungelösten Vegetabilischen also Kohlenstaub restlos zu trennen. In dem Kohlenstaub war natürlich auch der Steinstaub enthalten. Die Phosphate und Karbonate der alkalischen Erden aus Blut und Gewebe waren, da sie in verdünnter Salzsäure löslich sind, leicht zu entfernen. Der siliziumhaltige

---

[1] Böhme: Klin. Wschr. **1924**, H. 42.

Steinstaub mußte in der Asche erscheinen. In der Asche konnte er abgeschieden werden durch Säure. Da es aber säurezersetzbare und säurenichtzersetzbare Silikate gibt, auch die Alkali- und aufschließende Wirkung der anderen Mineralstoffe beim Veraschungsprozeß berücksichtigt werden mußte, so durfte die Asche nicht einfach mit verdünnter Salzsäure behandelt und das Lösliche von dem Unlöslichen getrennt werden, sondern es mußte ein Abdampfen zur Trockne mit Salzsäure erfolgen, wodurch gelöste Kieselsäure wieder unlöslich wird. So mußte bis auf einen sicherlich sehr kleinen Anteil herausgelöster Metalloxyde der sämtliche eingeatmete siliziumhaltige Steinstaub gefaßt werden.

Untersuchungsgang.

Die Lungenstücke wurden zuerst grob und dann auf dem Hackbrett fein zerkleinert.

1. Bestimmung des Wassergehaltes bzw. der Trockensubstanz.

Etwa 15 g fein zerkleinerte Lunge werden in einer Nickelschale mit Sand unter gutem Verrühren bis zur Gewichtskonstanz getrocknet. Gewichtsverlust = Wasser. Rest vom 100 = Trockensubstanz. Berechnung auf 100 g.

2. Bestimmung der Gesamtmineralstoffe.

a) Etwa 10 g Substanz werden in einer Platinschale getrocknet und im Muffelofen bei nicht zu großer Hitze verascht. Rückstand = Gesamtmineralstoffe.

b) Bestimmung des Salzsäure-Unlöslichen bzw. des Gesteinsstaubes in den Mineralstoffen:

Die Gesamtmineralstoffe werden in der Platinschale mit etwa 10 ccm 25%iger Salzsäure übergossen und auf dem Wasserbad zur Trockne eingedampft zum Wiederunlöslichmachen der SiO_2 von beim Veraschen aufgeschlossenem Gesteinsstaub. Der Abdampfrückstand wird abermals mit 10%iger Salzsäure in der Schale übergossen und tüchtig aufgekocht, so daß alles Eisen in Lösung geht. Dieser Salzsäureauszug wird mit heißem Wasser verdünnt und der Rückstand durch kleines quantitatives Filter abfiltert, ausgewaschen; Filter mit Rückstand wird in die Platinschale zurückgebracht, getrocknet und verascht; Rückstand = Sand bzw. Gesteinsstaub.

3. Bestimmung des Kohlenstaubs.

10 g feinzerkleinerte Lunge werden in einem hohen 400 ccm Becherglas abgewogen mit 50 ccm 12%iger alkoholischer Kalilauge (hergestellt aus Alkohol von 70 Vol.%) versetzt und auf dem Wasserbad mindestens eine Stunde erhitzt, bis alles Organische gelöst ist; dann wird die Lösung im Becherglas mit mindestens 300 ccm warmem 50 Vol.%igen Alkohol verdünnt. Auf dem warmen Wasserbad läßt man den unlöslichen Kohlenstaub sich absetzen. Durch mit Asbestschicht beschickten geglühten und gewogenen Gooch-Tiegel wird immer warm an der Saugpumpe abfiltriert. Wenn der ganze Rückstand auf das Filter gebracht ist, wird derselbe noch 2mal mit heißer alkoholischer Kalilauge behandelt durch Auffüllen des Tiegels und dann einige Male mit heißem 50%igen Alkohol ausgewaschen. Zur Entfernung der unlöslichen Phosphate der alkalischen Erden und des Eisens (zum Teil aus der Lungensubstanz herrührend) wird der Gooch-Tiegel noch 2 bis 3mal mit heißer 5%iger Salzsäure angefüllt; man läßt die Säure etwas einwirken und saugt dann ab. Mit 50%igem heißen Alkohol wird dann ausgewaschen, mit Alkohol und Äther nachgewaschen und bis zur Gewichtskonstanz im Trockenschrank bei 100—110° C getrocknet und gewogen. Der Rückstand besteht aus Kohlenstaub und Gesteinsstaub. Von diesem Werte wird der oben gefundene Gehalt an Gesteinsstaub abgezogen, und man erhält den Wert für Kohlenstaub.

4. Bestimmung des Gesamtstickstoffes nach Kjeldahl.

1—2 g Lunge werden auf einem tarierten Glasschiffchen auf der analytischen Waage abgewogen und in bekannter Weise in einem Kjeldahl-Verbrennungskolben unter Zusatz von 1—2 g Kupfersulfat mit 25 ccm konzentrierter Schwefelsäure verbrannt. Faktor für Berechnung der Stickstoffsubstanz : 6,25.

Die als „Sand" bezeichnete salzsäureunlösliche Fraktion enthält die gesamten in der Asche vorhandenen Siliziumverbindungen, freie Kieselsäure (SiO_2) sowohl wie Silikate. Zur Bestimmung dieser Bestandteile wurde die aus Staublungen gewonnene Sandfraktion durch Schmelzen mit Alkali aufgeschlossen und weiter quantitativ verarbeitet. Das Ergebnis ist aus folgender Tabelle 1 ersichtlich:

Tabelle 1. Chemische Zusammensetzung der Sandfraktion.

Name	% SiO_2	% Al_2O_3	% Fe_2O_3	% MgO	% CaO	% Alkalioxyde[1]
1. Ra.	79,26	14,36	Spuren	0	0	6,38
2. Ba.	73,11	21,82	Spuren	0,15	0	4,92
3. Ma.	75,34	19,22	2,0	0	0	3,4
4. Me.	79,45	16,18	Spuren	0	0	4,4
5. Mu.	82,9	13,0	Spuren	0	0	4,1
6. Sch.	74,25	17,76	Spuren	0,76	0	7,23

Der Gehalt an SiO_2 beträgt also zwischen 73 und 83%, daneben findet sich konstant Al_2O_3 in Mengen von 13—21,8%, Alkalioxyde in kleineren Mengen (3,4—7,2%). Eisen war meist nur in Spuren, einmal in der Menge von 2% vorhanden, Ca war nicht nachweisbar, MgO nicht oder nur in Mengen unter 1%. Danach ist anzunehmen, daß in der Quarzfraktion der größere Teil der Kieselsäure in freier Form, der kleinere Teil in Form von Silikaten vorhanden ist. Bemerkenswert ist das regelmäßige Vorkommen erheblicher Mengen Tonerde in der „Sandfraktion", ein Befund, der übereinstimmt mit den Ergebnissen der Analysen von McCrae[2] an südafrikanischen Staublungen. Da Al_2O_3 in der normalen Lunge kaum oder nur in ganz geringen Mengen vorkommt, muß es aus dem eingeatmeten Gesteinsstaub stammen, in dem es sich sehr häufig nachweisen läßt, wie aus den oben mitgeteilten Analysen hervorgeht. In den folgenden Tabellen sind die zunächst angegebenen Analysenzahlen Prozentzahlen des Ausgangsmaterials, also der zur Verarbeitung gelangenden Lungensubstanz. Bei den Zahlen für Asche, Sand und Kohle ist in Klammern der Prozentgehalt, auf Trockensubstanz berechnet, beigefügt.

Die „Gesamtasche" enthält die Sandfraktion, daneben die normalen Aschenbetstandteile der Lunge, deren Menge etwa 0,5—0,8% ausmacht. Manchmal ist aber die Differenz zwischen Gesamtasche und Sandfraktion erheblich größer als 0,8. Dann sind wahrscheinlich außer Quarz und Silikaten noch andere mineralische Bestandteile aus dem eingeatmeten Staub retiniert worden. Immerhin muß man annehmen, daß die Lunge

---

[1] Die Alkalioxyde wurden aus der Differenz berechnet, alle anderen Bestandteile quantitativ bestimmt.

[2] McCrae: The ash of silicoticlungs. Johannesburg 1913.

andere mineralische Bestandteile teilweise wieder ausscheidet, und gerade
die Kieselsäure und einige ihrer Verbindungen zurückgehalten werden.

In den folgenden Tabellen sind sowohl unsere früheren wie die jetzigen
chemischen Untersuchungen an Lungen im Zusammenhang wiedergegeben. In Tabelle 2 sind die Lungen bzw. Lungenteile zusammengestellt, die keine Staubinduration aufweisen.

Tabelle 2. Frische Lungen ohne Staubinduration.

Die eingeklammerten Zahlen bedeuten den Prozentgehalt, auf Trockensubstanz
bezogen.

	Trocken-substanz %	Asche %	Sand %	Kohle%
1. Normaler	16,12	0,78 (4,85)	0,02 (0,124)	0,08 (0,49)
2. M., Herzinsuffizienz, Lungenödem	15,68	0,99 (6,34)	0,013 (0,083)	0,087 (0,56)
3. P., Maurer	16,08	1,10 (6,84)	0,077 (0,48)	0,227 (1,35)
4. J., 16 Jahr. Kohlenhauer, Lungentuberkulose . .	{ 19,11 / { 18,44	1,10 (5,76) / 1,14 (6,17)	0,053 (0,28) / 0,081 (0,44)	0,859 (4,5) / 0,859 (4,66)
5. D., Kohlenhauer, Lungentuberkulose a) Teil mit chronischer indurierter Tuberkul.	26,44	1,52 (5,78)	0,077 (0,29)	1,54 (5,87)
b) annähernd unver- änderter Teil. . . .	19,99	1,21 (6,05)	0,025 (0,125)	0,92 (4,6)
6. K., Kohlenhauer, einige Monate Gesteinsarbeit .	21,3	1,70 (8,04)	0,37 (1,73)	1,44 (6,76)

Trockensubstanz. Der Gehalt an Trockensubstanz unterliegt naturgemäß erheblichen Schwankungen. In der Zeit zwischen Sektion und
chemischer Untersuchung ist je nach den Witterungsverhältnissen auch
bei vorsichtiger Aufbewahrung eine gewisse Austrocknung leicht möglich.
Bei stärkerem Lungenödem vermindert sich die prozentische Menge der
Trockensubstanz, bei indurativer Tuberkulose erhöht sie sich. So sehen
wir hier Schwankungen zwischen 15,68 und 26,24. Eine infolge chroni-
scher Tuberkulose stark indurierter Lungenteil weist 26,24% Trockensubstanz auf, eine normaler Teil der gleichen Lunge nur 19,99%.

Der Aschengehalt beträgt bei der normalen Lunge 0,78, steigt bei
einer schweren Tuberkulose auf 1,52, bei einem Kohlenhauer auf 1,70.

Der Sandgehalt ist bei dem Normalen Nr. 1 und M. Nr. 2 sehr gering
(0,02 bzw. 0,013%), bei dem Maurer P. Nr. 3, der viel staubige Arbeit verrichtet hat, ist er etwas höher (0,077%), ähnliche Werte hat er bei den
tuberkulösen Kohlenhauern. Unverhältnismäßig viel höher liegt er bei
dem Kohlenhauer K., Nr. 6, der auch einige Monate als Gesteinshauer
gearbeitet hatte (0,37). Makroskopisch waren Staubindurationen hier
nicht nachweisbar, eine eingehende mikroskopische Untersuchung ist
leider nicht gemacht worden.

Die Lunge des Neugeborenen ist nach Kußmaul[1] quarzfrei, im spä-

---

[1] Kußmaul, D. Arch. f. klin. Med. 2.

teren Leben weisen nach Riegel[1] und Kußmaul normale Lungen einen
Quarzgehalt bis 0,9% der Trockensubstanz auf. Der von uns gefundene
Wert bei K. beträgt auf Trockensubstanz umgerechnet 1,73%, liegt also
schon erheblich über dem höchsten Kußmaul'schen Werte und ist auf
Gesteinsablagerung während der Berufstätigkeit zu beziehen.

Der Kohlegehalt schwankt ebenfalls innerhalb weiter Grenzen. Er
beträgt bei dem Normalen nur 0,08, dem Maurer 0,22. Da die Genannten
nie in Kohlenbergwerken gearbeitet haben, dürfte die in ihrer Lunge
nachgewiesene Kohle als Ruß anzusehen sein. Bei zwei tuberkulösen
Kohlenhauern steigt der Kohlegehalt dagegen auf 0,86 bzw. 1,54 und bei
dem nicht tuberkulösen Kohlenhauer K. auf 1,44. Bei Kohlenhauern
kann es also zu recht erheblichen Kohleablagerungen in der Lunge kommen, ohne daß eine Staubinduration sich ausbildet.

Die folgende Tabelle faßt die Ergebnisse an frischen schweren Staublungen bei langjährigen Gesteinshauern zusammen, die an Staubkrankheit bzw. ihrer Verbindung mit Tuberkulose gestorben sind. Die Untersuchungen erstrecken sich nicht auf die ganzen Lungen, sondern auf
größere indurierte Lungenteile.

Tabelle 3. Frische Lungen mit schwerer Staubinduration.

	Trocken-substanz %	Asche %	Sand %	Kohle %
1. Sch., schwere Staub-lunge	22,91	2,10 (9,1)	0,84 (3,64)	0,55 (2,4)
2. R., schwere Staub-lunge	22,56	2,27 (10,06)	0,85 (3,76)	1,19 (5,26)
3. W., schwere Staub-lunge	22,22	2,05 (9,22)	0,74 (3,31)	0,93 (4,16)
4. R., Schwere Staublunge mit Tuberkulose . . .	21,63	2,76 (12,76)	1,36 (6,28)	0,99 (4,58)
5. D., Schwere Staublunge mit Tuberkulose . . .	26,11	4,23 (16,20)	2,29 (8,77)	5,44 (21,0)

Die Werte für Trockensubstanz 21,63—26,11 liegen durchweg hoch,
wenn auch nicht höher als bei manchen Tuberkulösen ohne Staubinduration. Die Gesamtasche mit 1,9—2,23% ist stets höher als bei den pneu-
monokoniosefreien Lungen.

Am bedeutendsten unterscheiden sich die Staublungen von den anderen hinsichtlich des Quarzgehaltes. Dieser liegt bei allen hier angeführten Staublungen oberhalb 0,73%, steigt bis auf die sehr hohen Werte
von 2,29%. Auf Trockensubstanz bezogen betragen diese Werte 3,31 bis
8,77% und übersteigen damit größtenteils die von McCrae bei südafrikanischen Staublungen gefundenen Werte (1,39—4,47%). Auch in der
deutschen Literatur finden sich nur selten so hohe Zahlen angegeben (so
bei Meinel[2] und Langguth[3]). Es handelt sich bei den von uns unter-

---

[1] Riegel: D. Arch. f. klin. Med. 15.
[2] Meinel: Inaug.-Dissert. Erlangen 1869.
[3] Langguth: D. Arch. f. klin. Med. 55.

suchten Fällen allerdings um schwerste Krankheitsformen, und es wurde, wie bereits erwähnt, im allgemeinen nicht die gesamte Lunge, sondern der indurierte Teil verarbeitet.

Der Kohlegehalt liegt zwischen 0,55 und 5,44. Er ist also durchweg beträchtlich, in dem Fall D. Nr. 5 sogar noch höher, als wir ihn je bei Kohlenhauern fanden. Auch Cummins[1] berichtet über besonders starke Kohlenstaubablagerung bei gleichzeitiger Silikosis. Es ist also, wie schon Arnold und Knauff[2] beobachtet haben, anzunehmen, daß die durch Quarzstaub herbeigeführte Lungeninduration sekundär die Kohlenstaubablagerung und Fixierung begünstigt, wahrscheinlich durch Verlegung der Lymphwege. Die großen Kohlenstaubmengen, die so abgelagert werden können, dürften ihrerseits für das Lungengewebe nicht gleichgültig sein und die Fibrose wohl noch verstärken. In manchen Staublungen liegen die Werte für Kohle erheblich unter den bei indurationsfreien Kohlenhauerlungen gefundenen Zahlen, wiederum ein Hinweis darauf, daß im allgemeinen nicht der Kohlenstaub für die Induration verantwortlich zu machen ist, sondern der Quarzstaub.

Tabelle 4 gibt die Analysen von solchen Stücken der drei letzt aufgeführten Staublungen, die nur minimale bzw. ganz leichte Indurationen aufweisen, außerdem einer weiteren Lunge mit leichten bis mittleren Staubveränderungen.

Tabelle 4. Frische Lungen mit geringer Staubinduration.

	Trocken-substanz %	Asche %		Sand %		Kohle %	
3. W. Gesteinshauer . . .	19,50	1,11	(5,69)	0,20	(1,08)	0,29	(1,49)
4. R. „	17,85	1,47	(8,23)	0,22	(1,23)	0,31	(1,73)
5. D. „	17,35	1,56	(9,01)	0,35	(2,02)		
6. M., Schamottearbeiter. Staublunge mit Tuberkulose:							
a) Hilusgebiet. Staubinduration	21,09	1,90	(9,01)	0,43	(2,04)	0,36	(1,70)
b) Oberlappen. Staubindurationen	21,54	1,97	(9,14)	0,32	(1,49)	0,23	(1,07)
c) Kaum induriert. . .	21,24	1,49	(7,01)	0,20	(0,94)	0,16	(0,75)
d) Kaum induriert. . .	20,17	1,43	(7,09)	0,24	(1,19)	0,18	(0,89)

Alle Werte liegen niedriger als bei den Lungenteilen mit schweren Staubveränderungen. Ein Sandgehalt zwischen 0,2—0,43% erzeugt danach nur minimale bis mittlere Staubindurationen.

Die Fortführung der Untersuchungen hat also das frühere Ergebnis bestätigt, daß die wesentlichsten chemischen Unterschiede zwischen fibrösen Staublungen und indurationsfreien Lungen von Staubarbeitern in dem verschiedenen Quarzgehalt liegen. Die Lunge von Menschen, die nicht quarzhaltigem Staub ausgesetzt waren, enthält nur ganz kleine Quarz-

---

[1] Cummins: J. of Path. **30**, 615 (1927).
[2] Knauff: Virchows Archiv. **39** (1867).

mengen; Arbeiter in quarzstaubhaltiger Luft können gewisse Mengen von Quarzstaub ablagern, ohne daß es zu einer stärkeren reaktiven Induration kommt. Bei hohen Werten (oberhalb 0,7%) findet sich dagegen stets eine schwere Staubinduration.

Um das Untersuchungsmaterial breiter zu gestalten, wurden die chemischen Untersuchungen auf eine Anzahl formalingehärteter Lungen ausgedehnt. Die Ergebnisse können nicht in allen Punkten mit denen an frischen Lungen verglichen werden. Der Prozentgehalt an Trockensubstanz kann durch das Eindringen des Formalins geändert werden, das Formalin als sauer reagierende Flüssigkeit kann weiter wohl manche Substanzen, besonders Salze, aus der gehärteten Lunge herauslösen. Es war aber anzunehmen, daß der Kohle- und Sandgehalt nicht stark beeinflußt wurde. Tabellen 5—7 geben die Untersuchungen an formalingehärteten Lungen wieder.

Tabelle 5. Formalinlungen von Kohlenhauern ohne indurative Pneumonokoniose.

	Trockensubstanz %	Asche %	Sand %	Kohle %	Eiweiß %
1. Ro.. . .	15,8	0,36 (2,27)	0,06 (0,39)	0,007 (0,044)	12,17 (77,02)
2. Ra.. . .	14,87	0,50 (3,35)	0,07 (0,47)	0,02 (0,135)	10,97 (73,77)
3. S. . . .	12,70	0,43 (3,35)	0,15 (1,15)	0,35 (2,75)	0,21 (72,52)
4. W.. . .	13,21	0,72 (5,49)	0,26 (1,96)	1,26 (9,55)	9,01 (68,35)
5. G. . . .	14,55	0,45 (3,09)	0,07 (0,51)	0,20 (1,37)	12,27 (84,26)

Die Werte für Trockensubstanz und Asche liegen also, wie zu erwarten war, im allgemeinen tiefer als bei den frischen Lungen. Der Quarzgehalt bewegt sich in denselben Grenzen wie bei den frischen indurationsfreien Lungen, und ebenso der Kohlegehalt.

Die Werte für Trockensubstanz sind fast durchweg höher als bei den nicht indurierten Formalinlungen, teilweise ebenso hoch wie bei den frischen Staublungen. Der Aschegehalt ist im allgemeinen höher als bei den nicht indurierten Formalinlungen, bleibt aber deutlich hinter dem der frischen Staublungen zurück, augenscheinlich eine Folge der Auslaugung durch Formalin.

Der Quarzgehalt der drei schweren Staublungen 3, 4, 6 liegt ebenfalls, und zwar in den verschiedensten Lungenteilen, wie bei den frischen schweren Staublungen oberhalb 0,7. In dem Fall 1 mit weniger ausgeprägten Staubindurationen beträgt er 0,61. Bei R. (Nr. 5), einer feinknotigen Form mit einzelnen bis mandelgroßen Schwielen und leichten tuberkulösen Veränderungen ist der Quarzgehalt in den schwielendurchsetzten Oberlappen 0,58%, in den weniger veränderten Unterlappen 0,32, bei R. (Nr. 2) endlich beträgt er nur 0,15.

Es bestätigen also diese Zahlen, daß bei einem Sandgehalt oberhalb 0,7% sich stets schwere Staubindurationen finden. Bei 0,3—0,6% liegen leichte bis mittelschwere Veränderungen vor.

Tabelle 6. Formalinlungen mit Pneumonokoniose.

	Trocken-substanz %	Asche %	Sand %	Kohle %	N-Substanz %
1. K., 42 Jahre. 10 J. Stein, 9 J. Kohle. Tuberkulose mit leichten Staubindurationen	18,36	1,32 (7,19)	0,61 (3,32)	0,376 (2,04)	12,92(70,36)
2. R., 40 Jahre Kohlenhauer. Geringe kleinknotige Anthrakose .	14,3	0,62 (4,33)	0,15 (1,05)	1,49 (10,4)	9,9 (69,2)
3. B., 21 Jahre Gesteinshauer. Schwere Staublunge mit Tuberkulose	l. 15,6	1,77 (11,34)	1,15 (7,37)	0,95 (6,89)	
	r. 18,6	1,76 (9,46)	1,15 (6,18)	0,65 (3,49)	
4. M., 7 Jahre Steinhauer. Schwere Staublunge mit Tuberkulose. Sehr harter					
Unterlappen	24,2	1,46 (6,05)	0,91 (3,74)	0,40 (1,64)	17,3 (71,5)
Oberlappen, lufthaltig	17,12	1,27 (7,42)	0,71 (4,15)	0,24 (1,38)	11,3 (65,8)
Hilusgebiet, sehr hart	23,05	1,66 (7,20)	0,99 (4,29)	0,17 (0,74)	18,05(78,3)
Rest	20,89	1,70 (8,14)	0,98 (4,69)	0,28 (1,34)	14,74(70,57)
5. R., 14 Jahre Steinhauer, 16 J. Kohlenhauer. Leichte Staublunge, geringe tuberkulöse Veränderungen. Spitzengebiet .	17,24	0,98 (5,65)	0,58 (3,35)	1,1 (6,42)	13,1 (75,4)
Hilusgebiet	15,82	0,75 (4,74)	0,38 (2,39)	0,45 (2,83)	11,57(73,13)
Unterlappen	16,25	0,70 (4,31)	0,32 (1,96)	0,64 (3,96)	12,79(78,7)
6. M., Gesteinshauer. Schwere Staublunge mit Tuberkulose . .	l. 25,49	1,53 (6,00)	0,89 (3,49)	0,17 (0,66)	19,09(74,88)
	r. 24,28	1,24 (5,09)	0,71 (2,94)	0,23 (0,96)	17,58(72,4)
7. Z.[1], Gesteinshauer .			(3,52)		

Im Falle 2 (einem Kohlenhauer) liegen nur minimale indurative Veränderungen vor: ziemlich spärliche kleinste kohlenstaubhaltige Knötchen. Es bleibt dahingestellt, ob diese minimale Bindegewebsreaktion mit dem geringen Quarzgehalt (0,15%) oder dem recht erheblichen Kohlegehalt (1,49%) zusammenhängt.

Durch Vergleichung des Staubgehaltes in verschiedenen Teilen derselben Lunge hofften wir einen gewissen Aufschluß über die Staubverteilung zu gewinnen.

Das Ergebnis läßt sich dahin zusammenfassen, daß sich die größten Asche- und Sandmengen dort finden, wo die stärksten Staubindurationen sind. Oft ist dies in den mittleren Lungenteilen der Fall (oberer Teil der Unter-, unterer Teil der Oberlappen, Mittellappen). Wo aber ein

---

[1] Hier war die Lunge vor der chemischen Untersuchung bereits eingebettet, dann wieder extrahiert und getrocknet worden, deshalb beschränkt sich die Untersuchung auf die Bestimmung der Quarzfraktion, bezogen auf Trockensubstanz.

Tabelle 7.

1. M. (Formalinlunge).

	Unterlappen, stark induriert	Hilusgebiet, stark induriert	Oberlappen, lufthaltiger
Trockensubstanz	24,2	23,0	17,1
Asche	1,46	1,66	1,27
Sand	0,91	0,99	0,71
Kohle	0,4	0,17	0,24

2. R. (Formalinlunge).

	Spitzengebiet, induriert	Hilusgebiet, nur leichte Indurationen	Unterlappen, geringe Indurationen
Trockensubstanz	17,3	15,2	16,25
Asche	0,98	0,75	0,70
Sand	0,58	0,39	0,32
Kohle	1,11	0,45	0,6

	3. D. (frische Lunge)		4. B. (frische Lunge)		5. W. (frische Lunge)	
	Mittleres Gebiet, stark induriert	Unteres Gebiet, nicht induriert	Mittleres Gebiet, stark induriert	Unteres Gebiet, nicht induriert	Mittleres Gebiet, stark induriert	Unteres Gebiet, nicht induriert
Trockensubstanz	26,11	17,35	21,63	17,85	22,22	19,50
Asche	4,23	1,56	2,76	1,47	2,05	1,10
Sand	2,29	0,35	1,36	0,22	0,74	0,21
Kohle			0,99	0,31	0,93	0,29

anderer Lungenabschnitt stärker betroffen ist, wie im Falle R. (Nr. 2) das Spitzengebiet, ist auch dort der größte Sand- und Mineralgehalt zu finden.

Großenteils mag von vornherein die Staubablagerung in den einzelnen Lungengebieten verschieden stark sein (Arnold, Tendeloo). Spezifisch schwerer Staub dürfte sich schon in der Nähe des Hilus niederschlagen. So sehen wir nicht selten röntgenologisch die ersten feinknotigen Staubveränderungen beiderseits in den Mittelgeschossen und finden oft auch hier und in den unteren Teilen der Obergeschosse später die schwersten Veränderungen. Aber auch mit der Möglichkeit eines Abtransportes des bereits abgelagerten Staubes nach anderen Lungenteilen muß gerechnet werden.

Unsere Untersuchungen stützen die Ansicht von der großen Bedeutung des quarzhaltigen Staubes für die Entstehung der Lungenfibrose. Allerdings kommt diese Eigenschaft nicht nur dem Quarz zu. Manche Silikate können sicher ähnlich wirken. Indurative Lungenveränderungen nach Asbeststaubeinatmung sind von Cooke[1] und Thomas Oliver[2] festgestellt worden. Größere Mengen grobkörnigen, scharfkantigen Kohlenstaubes sind auch nach unseren Beobachtungen nicht gleichgültig.

---

[1] Cooke: Brit. Med. J. **1924**, Nr 3317, 147.
[2] Oliver, Thomas: Ebenda **1927**, Nr 3491, 1026.

Und ältere und neuere tierexperimentelle Untersuchungen zeigen, daß die verschiedensten mineralischen Staubarten, besonders wenn eine tuberkulöse Infektion mitwirkt, ausgedehnte Indurationen hervorrufen können (siehe Joetten und Arnoldi l. c.). Bei weitem die stärkste Wirkung kommt aber zweifellos dem Quarzstaube zu. Die Bezeichnung „Silikose" für die ausgesprochenen Formen der Staubinduration ist daher berechtigt.

Mehrfach hat Herr Dr. Weinstein die Größe der aus den Staublungen auf chemischem Wege isolierten Quarzteilchen mikroskopisch untersucht. In 4 Fällen waren die Quarzteilchen praktisch sämtlich kleiner als 3 μ im Durchmesser, bei einem hatten etwa 20% der Teilchen einen Durchmesser von 3—4 μ, die übrigen unter 3 μ. Böhme hatte in früheren Untersuchungen ähnliche Zahlen gefunden, vereinzelt aber auch Quarzteilchen bis 10 μ beobachtet.

Die Meßergebnisse stimmen also gut mit denen der südafrikanischen Untersucher überein. Sie bestätigen, daß nur außerordentlich kleine Quarzteilchen ins Lungengewebe hineingelangen und zeigen, wie schwierig die Aufgabe ist, durch eine Atemmaske die Bergleute vor dem schädlichen Staub schützen zu wollen.

Die Ergebnisse der chemischen Untersuchung erlauben vielleicht gewisse Rückschlüsse auf die schwierige Frage der Disposition zur Staublunge. Die Häufigkeit der Staubinduration und im allgemeinen auch ihre Schwere steigt mit der Länge der Arbeitsdauer an. Aber auch unter den Leuten, die mehr als 30 Jahre der Einwirkung des Gesteinsstaubes ausgesetzt waren, finden wir immer noch einige, die frei von Staubveränderungen geblieben sind.

Wir müssen also eine verschiedene Disposition der Menschen gegenüber der Staubschädigung annehmen. Diese könnte sich in einer verschiedenen Reaktion des Gewebes gegenüber dem eingedrungenen Staube äußern. So nimmt Schridde[1] in seiner Keloidosetheorie an, daß nur die Leute, die chemische und physikalische Reize mit einer keloidartigen Reaktion des Bindegewebes beantworten, Staubinduration erwerben. Unsere Untersuchungen weisen noch auf einen anderen Mechanismus hin. Sie sprechen im allgemeinen für eine annähernde Proportionalität zwischen Menge des abgelagerten Quarzstaubes und Stärke der bindegewebigen Reaktion. Die verschiedenen Menschen scheinen danach gleichen Quantitäten abgelagerten quarzhaltigen Staubes gegenüber annähernd gleich zu reagieren. Die Größe der Staubablagerung in der Lunge ergibt sich aus der Differenz der im Laufe der Jahre eingeatmeten und der durch Selbstreinigung auf den Wegen der Bronchien und der Lymphbahnen wieder entfernten Staubmengen. Wenn wir annehmen, daß die im Laufe eines bestimmten Zeitraumes eingeatmeten Staubmengen bei den verschidenen Gesteinshauern keine allzugroßen Unterschiede aufweisen, so wäre der Quarzgehalt einer Lunge zum erheblichen Teil vom Grade der Selbstreinigung der Lunge abhängig. Danach würde die verschiedene Dispo-

---

[1] Schridde: Klin. Wochenschr. 1928, 582.

sition der Menschen zur Staublunge — wenigstens zum Teile — mit der
verschiedenen Stärke der Selbstreinigung zusammenhängen. Dieser selbst
dienen die verschiedensten Einrichtungen des Körpers, die Abfangvor-
richtungen der Nase und des Luftröhrensystems, die Sekretion der
Schleimhäute, der Flimmerepithelstrom, die Phagozytose in den Alveolen,
ebenso auch der Abtransport des Staubes in den Lymphbahnen des
Lungengewebes. Es ist oft vermutet worden, daß Menschen mit gestörter
Nasenatmung in bezug auf Staubschädigungen besonders gefährdet
seien. Normale Nasenatmung, intakte Luftwege werden in Südafrika
als Einstellungsbedingung für Grubenarbeiter verlangt. Aber anderseits
steht fest, — auch nach eigenen Untersuchungen — daß sehr viele Leute,
die frei von Störungen der oberen Luftwege sind, doch eine schwere
Staublunge erwerben können. Bei der Selbstreinigung der Lunge spielt
aber nicht nur die Tätigkeit der oberen Luftwege, sondern die des Lungengewebes selbst eine erhebliche Rolle, und hier mögen vielleicht erhebliche Verschiedenheiten vorkommen. Für die Bedeutung dieser Selbstreinigung bzw. ihres Fehlens spricht die Tatsache, daß die Lunge sich
sehr großer Kohlenstaubmengen entledigen kann, ohne eine Fibrose
zu bekommen, während Quarzstaub viel schwerer wieder aus der Lunge
entfernt wird und viel leichter zur Entstehung der Fibrose führt.

Die Fibrose erzeugende Wirkung des Quarzstaubes kann anscheinend
durch Beimischung gewisser anderer Staubarten aufgehoben oder vermindert werden. Collis und Heffernan[1] haben beobachtet, daß Ton-
beimischung zum Quarz dessen Gefahr wesentlich herabsetzen kann.
Ein in England zur Herstellung feuerfester Steine verwandtes quarz-
reiches Gestein „ganister‘‘ erzeugt bei den damit arbeitenden Leuten
recht oft erhebliche Staubveränderungen. Enthält der Ganister aber,
wie es an manchen Lagerstätten der Fall ist, Beimengungen von Ton,
so bleiben die Staubindurationen aus (weitere Literatur siehe bei Teleky[2]). Sleeswijk[3] weist darauf hin, daß bei den Arbeitern in Sandsteinbrüchen Lungenkrankheiten um so seltener sind, je mehr Calcium im
Gestein enthalten ist. Haldane und Mavrogordato[4] haben auf Grund
von Tierversuchen angenommen, daß die Beimischung von Kohlenstaub
zum Quarzstaub die Entwicklung einer Pneumokoniose hemme. Unsere
eigenen Beobachtungen geben keine Bestätigung dafür, sprechen eher
für das Gegenteil. Und auch in England ist inzwischen bekannt geworden, daß die Gesteinshauer in Kohlenbergwerken der Pneumonokoniose ebenso ausgesetzt sind wie andere quarzgefährdete Arbeiter
(Tattersall[5]).

---

[1] Heffernan: J. Indr. Hyg. 8, 481 (1926).

[2] Teleky: Bericht über die Ergebnisse der Staubuntersuchungen in England usw. Arbeit und Gesundheit, H. 7 (1928).

[3] Sleeswijk: 5. Internationaler Kongreß für Unfallheilkunde und Berufskrankheiten. Budapest 1928.

[4] Mavrogordato: Studies in experimental silicosis. South Africa Institute
for Med. Research. Johannesburg 1922.

[5] Tattersall: J. Indr. Hyg. 8, 466 (1926).

Vergleich zwischen klinischem und Sektionsbefund.

Die Sektionen von im Krankenhaus verstorbenen Gesteinshauern boten uns die Möglichkeit, klinisches, röntgenologisches und anatomisches Bild miteinander zu vergleichen und so die Deutung zu sichern. Sie haben uns weiter manchen Aufschluß über die Frage der Beziehungen zwischen Tuberkulose und Staubschädigung gegeben, anderseits die Schwierigkeit der Frage noch deutlicher vor Augen gerückt. Wir teilen aus einer großen Zahl von Sektionen nur Beispiele für die verschiedenen Typen der Staubveränderungen mit. Einige Sektionen sind von uns, die meisten von pathologisch-anatomischer Seite ausgeführt, so besonders alle histologischen Untersuchungen. Den Herren Prosektor Dr. di Biasi-Bochum, Professor Schridde-Dortmund, Professor Gross-Münster, Prosektor Dr. Husten-Essen-Steele sind wir für die Mitteilung der Befunde und die Erlaubnis zu ihrer Veröffentlichung sehr zu Dank verpflichtet. Eine Darstellung der pathologischen Anatomie der Staublunge soll hier nicht versucht werden, sie kann lediglich Sache des pathologischen Anatomen sein. Uns kam es hier nur auf die anatomische Ergänzung unserer klinischen Beobachtungen an.

Die in der deutschen Literatur niedergelegten Mitteilungen über autoptische Befunde bei Stauberkrankungen beziehen sich meist auf vorgeschrittene Fälle mit ausgedehnten Indurationen der Lungen, oft in Verbindung mit Tuberkulose. Seit der Aufnahme der „schweren Staublungenerkrankung" in die Reihe der entschädigungspflichtigen Berufskrankheiten ist die Zahl der zur Sektion kommenden Fälle mit ausgedehnten Staubveränderungen rasch angestiegen. Naturgemäß sehr viel seltener kommen die beginnenden Formen der Staubinduration zur Sektion. Deshalb sei zunächst über einige hier beobachtete Fälle des feinknotigen Stadiums berichtet. Zum Teil handelt es sich um ältere Leute, die die Staubtätigkeit bereits seit längerer Zeit aufgegeben haben. Die durch die Staubeinatmung hervorgerufenen Prozesse sind hier daher kaum frisch entstanden, sondern liegen wohl schon Jahre oder Jahrzehnte zurück, und die Autopsie zeigt den Endzustand dieser früheren Schädigungen leichten Grades. In einem Falle (S., siehe S. 22) hat der Verstorbene bis im Jahre vor dem Tode seine Tätigkeit als Gesteinshauer ausgeübt. Hier sind die Veränderungen dementsprechend wesentlich frischer.

Die oft gebrauchte Bezeichnung „Anthrakose" ist in den folgenden Ausführungen wegen ihrer Vieldeutigkeit im Allgemeinen vermieden worden. Wird doch darunter sowohl die fast reaktionslose Rußablagerung wie die öfter mit leichter Fibrose einhergehende Ablagerung feinster Steinkohlenteilchen und schließlich der durch gleichzeitige

Kohlenstaubablagerung schwarz gefärbte silikotische Herd verstanden, während hier drei wohl unterscheidbare Prozesse vorliegen.

1. K. Pl., 55 Jahre alt, vom 27. XI. bis 8. XII. 1926 im Krankenhaus. 12 Jahre Gesteins-, 20 Jahre Kohlenhauer. 1918 Berginvalide geworden, verrichtet seitdem noch Gedingearbeit. 1 Sohn an Tuberkulose gestorben. P. selbst hat 1917 Lungenentzündung gehabt, war sonst gesund. Seit kurzem Magenschmerzen, Abmagerung. Achylie des Magens. Großer

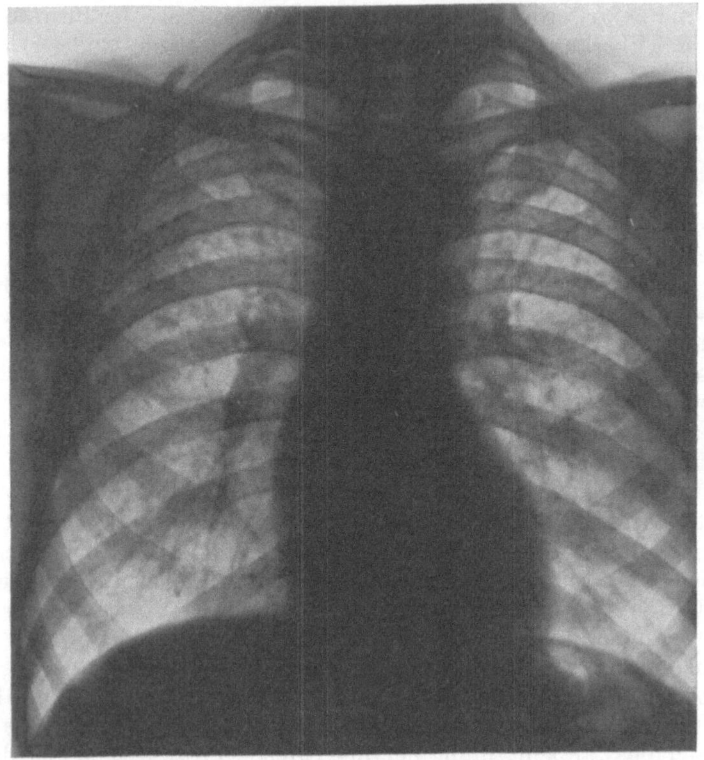

Abb. 1.

Tumor unterhalb des Magens. Indigkarminprobe fällt bei der Zystoskopie links negativ aus.

Röntgenaufnahme 28. XI. 1926 (siehe Abb. 1): Beiderseits sind die Lungenfelder von linsen- bis erbsengroßen Flecken durchsetzt, nur die untersten Lungenteile sind frei davon. Die Flecken sind rechts seitlich unterhalb des Schlüsselbeins am reichlichsten und erreichen dort Bohnengröße.

Verfällt rasch. Stirbt am 28. XII. 1926.

Die Autopsie ergibt einen kleinen, 4 : 5 cm großen Scirrhus der Magenhinterwand mit sehr ausgedehnten Metastasen im Pankreas, den mesenterialen und retroperitonealen Drüsen, der Psoasmuskulatur, der linken Nierenkapsel, der linken Nebenniere, der Harnleiter. Leber, Lunge makro- und mikroskopisch frei von Metastasen. Herz nicht vergrößert, Klappen normal. Beide Lungen an der Spitze, die rechte auch an der Hinterfläche mit der Brustwand verwachsen. — Auszug aus dem Bericht von Prof. Schridde über die Lungensektion:

Interlobärspalten beiderseits verklebt und verwachsen. Lungenoberfläche schiefergraublau mit dunkler, schachbrettartiger Felderung. Konsistenz der Lungen im Allgem. luftkissenartig, im rechten Oberlappen, besonders im paravertebralen Teil fester. Schwimmprobe sämtlicher Lappen positiv. Auch die Lungenschnittflächen zeigen eine dunkle schachbrettartige Felderung. Die dunklen Stellen teils weich, teils hart. Schnittfläche des rechten Oberlappens dunkler als die der übrigen Lungenlappen, teilweise völlig schwarz und stark induriert. Regionäre Lymphknoten nicht vergrößert, von dunkelblauer Oberfläche und auf dem Schnitt zerfließlich.

Mikroskopische Untersuchung einzelner Lungenteile: Rechter Oberlappen enthält kleinere und größere Herde, die im Zentrum ein kernloses, hyalines Bindegewebe aufweisen. Darum dichte Massen von dichtgedrängtem feinkörnigem Ruß, an die sich nach außen Lager von lymphozytären Zellen anschließen. Außerdem im übrigen Lungengewebe eitrige Bronchopneumonien. Linker Unterlappen: Kleinere Rußherde ohne Induration und Bindegewebsentwicklung. Eitrige Bronchitis. Nirgends sichere Lungenkeloidose. Keine Anzeichen von Tuberkulose.

P. ist an einem Magenkarzinom mit ausgedehnten Metastasen der Nachbarschaft gestorben. Der fühlbare Tumor entsprach den großen Drüsenmetastasen der Radix mesenterii und der Retroperitonealgegend. Außerdem bestanden im rechten Oberlappen zahlreiche Indurationsherde vom Typus der Staublunge ohne nachweisbare Tuberkulose; in der linken Lunge Rußherde ohne Induration. Die röntgenologisch nachweisbare Fleckung ist hier zum Teil wohl durch bronchopneumonische Herde bedingt worden, zum Teil durch Staubherde.

2. K. W. E., 61 Jahre, 30 Jahre Gesteinshauer, seit 1918 Berginvalide. War stets gesund. Früher Potatorium. Seit einem Monat Atemnot.

20. XII. 1926 Aufnahme ins Krankenhaus: Herzinsuffizienz, Stauungsleber, Thrombose der linken Vena femoralis. Mehrfache Lungenembolien. Lungeninfarkt. Stirbt am 29. XII. 1926. Die Sektion bestätigt die klinische Diagnose. Lungen in ganzer Ausdehnung fest mit dem Brustfell verwachsen. In beiden Lungen reichlich harte kleine knotenförmige Verdickungen fühlbar, die teilweise durch die Pleura hindurchschimmern.

Untersuchung der Lungen durch Prof. Schridde. Linke Lunge (Oberlappen) ist im ganzen mit fetzigen bindegewebigen Massen bedeckt, die sich nur unter Substanzverlust ablösen lassen. Konsistenz festweich, luftkissenartig. Die Farbe der Oberfläche ist blaß-rosa mit ausgebreiteter diffuser, schiefergrauer Fleckung. Die Flecken sind größtenteils etwas über die Oberfläche erhaben. Im Spitzenteil finden sich einige walnußgroße, härtere Bezirke, die im übrigen den oben beschriebenen Befund zeigen. In den schiefergrauen Bezirken der Oberfläche sieht man überall kleine, stecknadelkopfgroße, weißliche Flecken, die über die Oberfläche leicht erhaben sind. Unterlappen: Konsistenz festweich, zeigt an seiner Oberfläche und an der Schnittfläche das gleiche Bild wie der Oberlappen. Rechte Lunge (Oberlappen): Konsistenz luftkissenartig, Farbe ist etwas heller, zeigt im großen und ganzen dasselbe Bild wie der linke Oberlappen. Schnittfläche zeigt dasselbe Bild wie links. In der Spitze ein großer derber Herd von schiefergrauer Schnittfläche. In ihm an verschiedenen Stellen stecknadelkopfgroße weißliche Knötchen. Mittellappen: auffallend groß, in Farbe und Konsistenz wie Oberlappen. An der Peripherie zeigt sich auf Schnitt ein 6 : 4 : 4 cm großer dunkelgefärbter Bezirk, der sich hart anfühlt (hämorrhagischer Infarkt). Schnittfläche blaßrot mit starker anthrakotischer Felderung. Es läßt sich mäßig Gewebssaft abstreifen. Unterlappen: Obere Fläche mit fetzigen bindegewebigen Massen bedeckt, im übrigen blaß-rosa mit schiefergrauer Felderung. Auch hier auf der Schnittfläche zahlreiche weißliche Knötchen. — Die mikroskopische Untersuchung wies sowohl in den größeren wie in den kleineren derben Herden ganz die gleichen Veränderungen auf wie im Falle We. (siehe S. 36). Es fand sich sowohl diffuse wie nodöse Keloidose mit den teils nebeneinander verlaufenden, teils sich knäuelförmig durchflechtenden hyalinen Bändern. Auch war hier und da keloidöses Granulationsgewebe mit reichlicher Ruß- und Kohlenstaubeinlage vorhanden. In den ganz hyalinen Bezirken, in denen auch der Ruß- und Kohlenstaubgehalt ein wesentlich geringerer ist, zeigt sich reichliche Kalksalzeinlagerung.

Tierversuch: Zwei mit knötchenhaltigen Lungenstücken geimpfte Meerschweinchen zeigten bei ihrer Sektion am 23. II. 1927 keine tuberkulösen Veränderungen (Dr. Löns-Dortmund).

Eine Röntgenaufnahme konnte bei der Schwere der Erkrankung nicht vorgenommen werden.

Die Sektion ergibt als Nebenbefund eine typische feinknotige Staublunge. Weder die makro- oder mikroskopische Lungenuntersuchung noch der Tierversuch bieten Anzeichen für Tuberkulose. Im Leben haben diese Lungenveränderungen keine Krankheitserscheinungen hervorgerufen.

3. W. Si., 46 Jahre, 17 Jahre Gesteinshauer bis 1928. Seit langem schwerhörig und rheumatisch. März 1928 deswegen Berginvalide. 17. I. 1929 Quetschung der rechten Brustseite mit Infraktion der rechten 10. Rippe und umschriebener trockener Pleuritis. Wird deswegen im Krankenhaus Bergmannsheil untersucht. Die Röntgenaufnahme vom 25. I. 1929 (siehe Abb. 2) hat Herr Prof. Reichmann uns freundlich zur Verfügung gestellt: Vermehrte Lungenzeichnung mit Netzbildung. Beide Lungenfelder in ganzer Ausdehnung von zahlreichen feinen Flecken durchsetzt, die beiderseits seitlich zwischen 2. und 5. Rippe konfluieren. Zahlreiche Verwachsungen beider Pleurakuppen. Emphysem. Linkes Spitzenfeld und Infraklavikulargegend seitlich etwas stärker gefleckt. Linker Herzrand unscharf.

Ende März 1929 fieberhaft erkrankt. 2. IV. 1929 Einweisung ins Krankenhaus. Meningitis cerebrospinalis. Tod am 3. IV. 1929. Die Frau des S. hat bald nach dessen Tode einen luesverdächtigen Abort gehabt.

Lungen in situ gehärtet. Sektion (Dr. di Biasi). Eitrige Leptomeningitis. Spärliche gramnegative intrazelluläre Diplokokken. Lungenödem. Spitzenschwielen beider Lungen. Mäßig starke feinknotige Pneumonokoniose beider Lungen. Strangförmige Verwachsungen an der Vorderseite der rechten Lunge und an beiden Spitzen. Aortitis productiva. Geringe Arteriosklerose der aufsteigenden Aorta.

Mikroskopische Untersuchung der Lungen (Prof. Gross-Münster). In der Lunge zahlreiche derbe Knötchen, etwas größer als miliare Tuberkel. Die Knötchen bestehen aus derbem hyalinen Bindegewebe, enthalten am Rand viel mehr Kohlenstaub als in der hyalin entarteten Mitte. Die Entwicklungsstadien der Knötchen, die vorwiegend oder ausschließlich in den Lymphbahnen um die kleineren und größeren Gefäße herum entstehen, sind deutlich nebeneinander zu erkennen. Die größeren Gefäße sind meist noch frei, die kleineren inmitten der älteren Knoten bindegewebig verödet. Die Herde, die makroskopisch ähnlich wie Tuberkel aussehen, lassen histologisch nichts von Tuberkulose erkennen. — Schwere eitrige Bronchitis und Bronchiolitis sowie frische herdförmige Lungenentzündungen, teils katarrhalisch, teils eitrig.

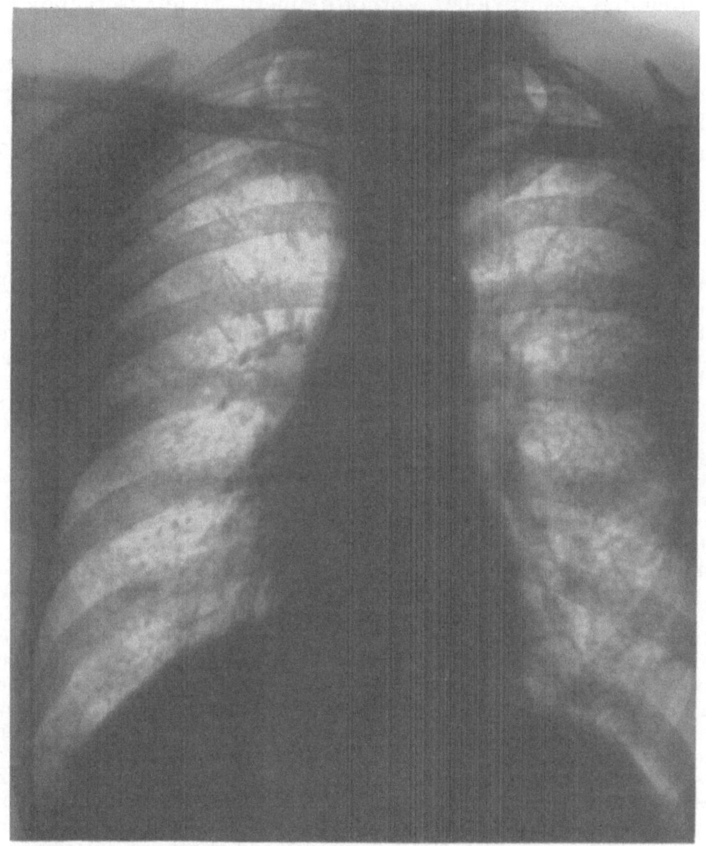

Abb. 2.

Hier läßt sich also anatomisch sehr deutlich die perivaskuläre Entwicklung frischer Staubknötchen verfolgen. In ihrem histologischen Bau weichen auch diese frischen Veränderungen völlig von dem von Tuberkeln ab.

Die feinknotige Staubinduration der Lungen hatte während des Lebens keine gröberen Krankheitserscheinungen hervorgerufen und war zufällig entdeckt worden, als wegen eines Rippenbruchs eine Röntgenaufnahme gemacht wurde.

Die beiden folgenden Beobachtungen beziehen sich auf Kohlenhauer und zeigen, daß auch bei diesen infolge der Kohlenstaubablagerung leichtere indurative Veränderungen mit typischer Knötchenbildung auftreten können.

4. M. R., 68 Jahre, 40 Jahre lang bis 1923 Kohlenhauer, danach bis 1925 Reparaturhauer, seitdem Reichsinvalide.

5. — 28. IX. 1927 im Krankenhaus. Emphysem, Bronchitis, Herzerweiterung und -insuffizienz. Vorhofflimmern, Stauungsorgane. Röntgenaufnahme 28. IX. 1927: Herz erheblich nach beiden Seiten vergrößert, Dreiecksform. Hilusschatten beiderseits verbreitert. Vermehrte Lungenzeichnung. Mittelgeschoß beiderseits fein gefleckt. Einzelne zarte Fleckchen auch in den Obergeschossen.

Am 2. XI. 1927 Schlaganfall mit Sprachstörungen. Tod am 17. XI. 1927.

Sektion am 18. XI.: Dr. di Biasi. Leichendiagnose: Starke allgemeine Arteriosklerose, besonders der Aorta und der Kranzarterien, deren linker absteigender Ast völlig verschlossen ist. Zahlreiche Herzmuskelschwielen. Geringe Hypertrophie der linken Herzkammer. Erweiterung des linken Vorhofs. Erweiterung und geringe Arteriosklerose der Lungenarterien. Starkes Ödem, besonders beider Unterlappen. Starke Hypertrophie und geringe Erweiterung der rechten Herzkammer. Endokardverdickung der rechten Herzkammer, Stauungsblutüberfüllung der Leber, Milz und Nieren. Zahlreiche Thromben im Plexus prost. Hydrothorax beiderseits, links 700, rechts 500 ccm. Hydroperikard von 180 cm. Chronische Bronchitis. Kleine Herdpneumonien der linken Lunge. Kleinknotige Pneumonokoniose beider Lungen. Kein Zeichen von Tuberkulose. Spitzen- und Randemphysem beider Lungen. Kleine Blutungen der Magenschleimhaut. Mehrere akute Geschwüre in der Pförtnergegend. Starke perisplenitische Verwachsungen. Ganz geringer Lipoidinfarkt der Niere. Markfibrom und erbsengroße Zyste der rechten Niere.

Mikroskopischer Befund der Lunge: Katarrhalisch eitrige Bronchitis. Ödem. Katarrhalisch-hämorrhagische Herdpneumonien mit reichlicher Verfettung von Leukozyten. Keine braune Induration. An zahlreichen Stellen Kohlenstaubablagerung in einzelnen Zellen der Alveolarsepten und ganz geringe perivaskuläre Kohlenstaubablagerung in rundlichen und länglichen Zellen ohne erkennbare Vermehrung des Bindegewebes. Daneben ebenso reichlich kleine perivaskuläre Kohlenstaubringe mit nur ganz geringer Vermehrung des Bindegewebes. Endlich kleine bis mittelgroße knotige Staubschwielen mit starker Bindegewebsvermehrung um Gefäße und Bronchien. In ihnen außerordentlich dichte Kohlenstaubablagerung ganz überwiegend in länglichen und rundlichen Zellen. Stellenweise in den größten Schwielen hyalinisierte nicht ausgesprochen rundliche Herdchen. Nirgends ein Anhalt für Tuberkulose. Im Bereich der Pneumonien abgesehen von den größeren Schwielen anscheinend weniger Kohlenstaub als in der übrigen Lunge. Hiluslymphknoten: Starke anthrakotische Induration. Ein kleiner unregelmäßiger hyalinisierter Herd. Kein Anhaltspunkt für Tuberkulose.

Tierversuch. Zwei mit knötchenhaltigem Lungengewebe geimpfte Meerschweinchen waren bei der Tötung frei von Tuberkulose (Dr. Löns).

Chemische Untersuchung der formalinisierten Lunge (Dr. Weinstein):

Wasser	85,7	
Trockensubstanz	14,3	
Mineralstoffe	0,62	4,33
Sand	0,15	1,05
Reine Kohle	1,49	10,4
N-Substanz	9,9	69,2

Die Lunge enthält also reichliche Mengen von Kohlenstaub, dagegen nur geringe Sandmengen, entsprechend der Tätigkeit des R. als Kohlenhauer. Da der Sandgehalt (0,15%) erheblich unter der Menge liegt, die sich sonst als notwendig zur Erzeugung einer Lungenfibrose erwiesen hat, ist die hier nachzuweisende leichte knötchenförmige Lungenfibrose vielleicht als Folge der Kohlenstaubablagerung anzusehen.

Die Röntgenuntersuchung hatte hier bei einem alten schon lange nicht mehr im Bergwerk arbeitenden Kohlenhauer Staubindurationen leichtesten Grades ergeben. Die anatomische Untersuchung bestätigte diesen Befund. Den röntgenologisch erkennbaren feinen Flecken entsprechen perivaskulär und peribronchial gelegene knotige Staubschwielen. Die Vermehrung der Lungenzeichnung kann hier als Folge kardialer Stauung aufgefaßt werden, hängt möglicherweise aber auch mit der Kohlenstaubablagerung in den perivaskulären Lymphbahnen zusammen.

Die Beobachtung zeigt, daß auch recht geringe Staubindurationen sich bereits im Röntgenbilde darstellen. Auch hier handelt es sich um reine Staubveränderungen; makro- und mikroskopische Lungenuntersuchung und Tierversuch mit Leichenmaterial ergaben keinerlei Anzeichen für Tuberkulose.

Der Tod ist an Herzinsuffizienz infolge Arteriosklerose erfolgt, unabhängig von den geringen Staubveränderungen.

5. A. K., 44 Jahre, 10 Jahre Kohlenhauer. Seit Ende 1924 schwach, blaß, Magenbeschwerden. 1925 deswegen Berufsinvalide geworden. Keine Tuberkulose in der Familie. 25. V. bis 2. VI. 1927 im Krankenhaus wegen Rezidivs einer perniziösen Anämie. Lungen klinisch regelrecht. Eine Röntgenaufnahme konnte bei der Schwere des Krankheitszustandes nicht gemacht werden. Tod am 2. VI. 1927.

Sektion: Prosektor Dr. di Biasi. Leichendiagnose: Perniziöse Anämie. Sehr starkes Ödem beider Lungen. Emphysem beider Lungen. Katarrhalische Bronchitis. Zahlreiche zusammenfließende Herdpneumonien im rechten Oberlappen, weniger kleine Herdpneumonien im unteren Teil des linken Oberlappens und im linken Unterlappen. Kleiner verkalkter tuberkulöser Herd der linken Lungenspitze, flächenhafte Verwachsung über der rechten Lunge hinten. Alte verkalkte Tuberkulose von Gekröselymphknoten. Ziemlich starke kleinknotige Anthrakose. Geringe arteriosklerotische Flecke des linken wagerechten Kranzschlagaderastes, sonst keine Arteriosklerose, Lipoidarmut der Nebennierenrinde.

Mikroskopischer Befund: Sehr geringe interlobuläre Anthrakose der Leber, geringe noduläre Anthrakose der Milz.

Lunge: Katarrhalisch-eitrige Bronchitis. Reines und entzündliches Ödem. Zahlreiche Herdpneumonien mit zahlreichen verfetteten abgestoßenen Alveolarepithelien und stellenweise reichlichen Fibrinnetzen. Einzelne kleine Blutungen in den Alveolen. Zahlreiche kleine perivaskuläre anthrakotische Schwielen, stellenweise größere Schwielen mit reichlicher unregelmäßiger Kohlenstaubablagerung derart, daß sich in den Knoten einige kleine unregelmäßige, aus hyalinisiertem Bindegewebe bestehende kohlenstaubfreie Herde finden. Nirgends ein Anhaltspunkt für Tuberkulose in den anthrakotischen Schwielen oder in ihrer Umgebung.

Hier fand sich also als Nebenbefund bei dem an perniziöser Anämie verstorbenen K. eine kleinknotige Lungeninduration. In der linken Lungen-

spitze wie in den Gekröselymphknoten waren alte verkalkte tuberkulöse
Herde nachweisbar. Die Lunge bot im übrigen keinerlei Anhaltspunkte
für Tuberkulose, besonders die kleinen anthrakotischen Schwielen und
ihre Umgebung zeigten keine tuberkuloseverdächtigen Stellen.

Da K. nur als Kohlenhauer gearbeitet hat, nicht als Gesteinshauer,
wird man die kleinknotige Lungeninduration wohl als Folge der Kohlenstaubablagerung, nicht von Gesteinsstaub auffassen dürfen; eine chemische Untersuchung der Lungen liegt nicht vor.

Die feinknotigen Veränderungen sind hier wie in den anderen Fällen
hauptsächlich um die Gefäße lokalisiert. — K. hatte bis 2 Jahre vor
seinem Tode gearbeitet.

Einige weitere Fälle bieten das Bild der reinen schweren Staublunge und reihen sich den Fällen an, die bereits früher von dem einen
von uns beschrieben worden sind (Böhme[1]).

6. A. R., 51 Jahre. 29.—30. III. 1928 im Krankenhaus. 22 Jahre
lang bis 1923 Gesteinshauer. Seitdem leichte bergmännische Arbeiten.
Seit etwa 1924 Atemnot, Husten und Auswurf. Die am 22. III. 1926 an
anderer Stelle ausgeführte Durchleuchtung hatte eine schwere Staublunge mit ausgedehnten zusammenhängenden Verschattungen der Mittelgeschosse ergeben. Oktober 1927 Herzmuskelschwäche. Mitte März 1928
Schwellung im Gesicht und an den Füßen, Blaufärbung des Gesichtes,
ständige schwere Atemnot. Familie gesund. — Befund: Großer, kräftiger Mann mit sehr reichlichem Fettpolster. Hochgradige Zyanose,
ständige starke Dyspnoe. Stark gestaute lebhaft pulsierende Halsvenen
(positiver Venenpuls). Auch die Kopfvenen etwas gestaut. Starke Beinödeme, geringe Kreuzbeinödeme. Bauchumfang 118 cm. Geringer As-
cites. Leber nicht fühlbar. Brustkorb sehr breit und tief, starr, in In-
spirationsstellung. Hochstehende, wenig verschiebliche Lungengrenzen.
Schall über den Lungen überall kurz mit Ausnahme des linken Spitzengebietes. Links hinten unten handbreite Dämpfung mit aufgehobenem
Atemgeräusch. Auch sonst Atemgeräusch überall sehr leise, unbestimmt,
ohne Nebengeräusche. Rechte untere Lungengrenze gut verschieblich.
Herzdämpfung nach rechts 5 cm über den rechten Sternalrand hinaus-
gehend, nach links in die Pleuradämpfung übergehend. Spitzenstoß nicht
festzustellen. Herztöne leise. Puls klein, regel- und gleichmäßig, 104. Blutdruck 145 mm Hg. Wassermannsche Reaktion negativ. Hämogobin
105% nach Sahli, Erythrozyten 5 400 000, weißes Blutbild normal.
Harn Spur Eiweiß, viele granulierte und hyaline Zylinder, vereinzelte
Leuko- und Erythrozyten. Im Auswurf keine Tuberkelbazillen. Röntgenaufnahme: Herz nach beiden Seiten stark verbreitert. Beide
Lungenfelder fast in ganzer Ausdehnung verschattet, von dichten vielfach konfluierenden Herden durchsetzt. Das rechte Ober- und beide
Mittelgeschosse enthalten besonders große dichte Schattenmassen. Die
Aufnahme ist infolge der Adipositas, des Hydrothorax, des Lungenödems

---

[1] Böhme: Fortschr. Röntgenstr. **29**, **33**.

und der Unruhe des Patienten unscharf und eignet sich nicht zur Reproduktion. Zwei Leichenaufnahmen sind nicht schärfer.

Tod an Herzinsuffizienz am 30. III. 1928.

Sektion: 2. IV. 1928 durch Dr. di Biasi. Leichendiagnose: Große anthrakosilikotische Schwielen beider Lungen, besonders fast des ganzen rechten Oberlappens. Kleinknotige Staubinduration der übrigen Lunge. Einige strangförmige Verwachsungen über der linken Lunge, große flächenhafte über dem rechten Oberlappen. Geringe Staubinduration der Bifurkationslymphknoten. Starke Erstickungsstellung des Kehldeckels. Hypertrophie und starke Erweiterung der rechten Herzkammer, Erweiterung des rechten Vorhofs. Stauungsblutüberfüllung und Ödem der Lungen. Geringe lipoide Sklerose der Lungenschlagaderäste. Hydrothorax links von 200 ccm, Hydroperikard von 150 ccm. Acites von 800 ccm. Starke Stauungsblutüberfüllung der Leber und Nieren, hochgradige der Milz. Starke Stauungsblutüberfüllung der Schilddrüse und der Rachen- und Speiseröhrenschleimhaut. Stauungsblutüberfüllung der Darmschleimhaut. Schleimhautblutungen im unteren Dünndarm. Keine nennenswerte Arteriosklerose.

Mikroskopischer Befund: Herz: Geringe braune Pigmentierung. Kleine Endokardverdickungen. Lunge: Hyperämie, Ödem; zahlreiche Staubzellen; pleuritische Verwachsungen. Stellenweise intraalveoläre Blutungen. Sehr zahlreiche kleine und mittelgroße anthrako-silikotische Schwielen. Zahlreiche sehr große Schwielen mit eingestreuten teils rundlichen, teils sehr großen unregelmäßigen hyalinisierten (keloidartigen) zellarmen Herden mit spärlicher Kohlenstaubablagerung in diesen Herden. Endarteriitis productiva im Bereich der Schwielen. Keine Zeichen von Tuberkulose. Milz: Hochgradige Hyperämie der Pulpa. Niere: Starke Stauungsblutüberfüllung. Spärlich feintropfiges Lipoid in Epithelien der geraden Kanälchen. Einige verödete Glomeruli, einige kleine Schrumpfherdchen. Leber: Hochgradige Stauungsblutüberfüllung, ganz geringe Stauungsatrophie. Spärlich unregelmäßig mittel- bis großtropfiges Lipoid in Leberzellen. Einige interlobuläre Rundzellenansammlungen.

Chemische Untersuchung der großen Schwiele des rechten Oberlappens (frische, nicht formalinisierte Lunge):

		auf Trockensubstanz bezogen
Wasser	77,44	
Trockensubstanz	22,56	
Mineralstoffe	2,27[1]	10,06
Sand	0,85	3,76
Kohle	1,184	5,26
N-Substanz	15,96	70,75

Tierversuch. Aus jedem Oberlappen wurde ein induriertes Stück entnommen und an je zwei Meerschweinchen verimpft. Alle vier Tiere erwiesen sich bei der am 21. V. 1928 erfolgten Tötung als völlig frei von tuberkulösen Veränderungen (Dr. Löns).

Die chemische Untersuchung eines stark indurierten Stückes der frischen Lunge ergibt also einen sehr hohen Gehalt an Trockensubstanz, Gesamtasche, Sand und Kohle.

Es handelt sich hier um einen typischen Fall schwerer Staublunge. Der Tod ist bei sehr gutem Ernährungszustande unter den Erscheinungen der Atem- und Kreislaufinsuffizienz eingetreten. Makro- und mikroskopische Untersuchung der Lungen ergab keinerlei Anhalt für eine tuberkulöse Infektion. Der Meerschweinchenversuch fiel negativ aus.

---

[1] Darin 0,26 Fe_2O_3; 0,20 Al_2O_3.

7. H. Sch., 55 Jahre alt, 5 Jahre Stein, 25 Jahre Kohle, zuletzt 4 Jahre Schießmeister. Familie gesund. Sch. war ebenfalls früher gesund, in letzter Zeit etwas Husten und Auswurf.

11. X. 1929. Wegen akut einsetzender Querschnittslähmung Aufnahme ins Krankenhaus. Breiter, tiefer Brustkorb, Emphysem. Brustumfang 89,5/90,5 cm. Perkussion und Auskultation regelrecht. Spärlich schleimiger Auswurf. Tuberkelbaz. 0. Senkungszeit $9\,^1/_2$ Stunden. — Querschnittslähmung in Höhe des 5. Dorsalsegmentes. Tod am 7. XI. 1929 an Lungenembolie nach Thrombose der linken Vena femoralis.

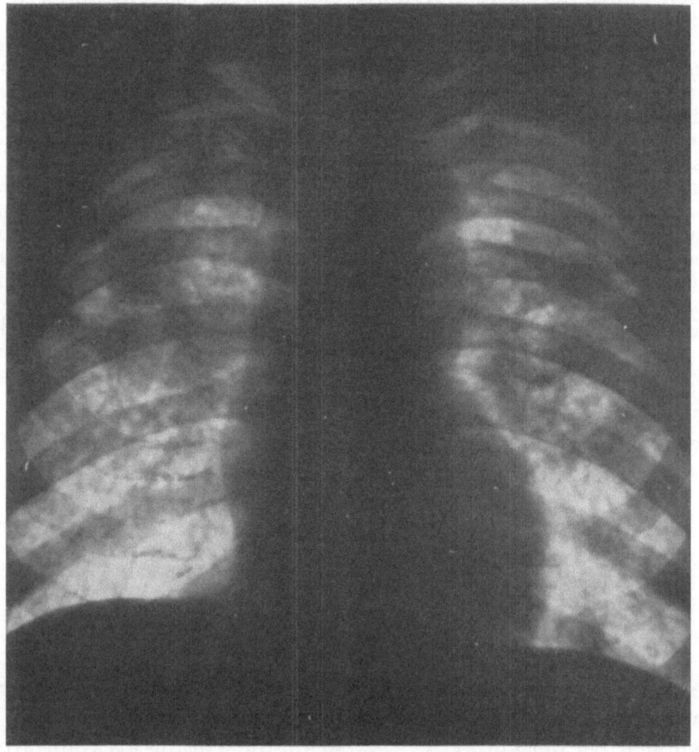

Abb. 3.

Röntgenaufnahme 14. X. 1929 (siehe Abb. 3). Beiderseits sind die oberen und mittleren Lungenteile, rechts bis zur 3., links bis zur 4. Rippe, von groben konfluierenden Flecken durchsetzt. Weiter abwärts linsengroße Flecke. Kompensatorisches Emphysem beiderseits unten. Breite Aorta. Etwas breiter Herzschatten.

Sektion: 9. XI. 1929 (Dr. di Biasi). Aus der Leichendiagnose: Großknotige Staubschwielen im mittleren Teil der rechten Lunge. Mittelgroß- bis großknotige Staubschwielen des linken Oberlappens und des oberen Teils des linken Unterlappens. Strangförmige und flächenhafte Verwachsungen über der linken, geringere strangförmige über der rechten Lunge. Staubverhärtung der Lungenwurzellymphknoten. Hypertrophie und geringe Erweiterung der rechten Herzkammer. Erweiterung des rechten Vorhofs. Chronisch-eitrige Gallenblasenentzündung mit zahlreichen Gallensteinen. Perforation der Gallenblase. Abgekapselte gallig-eitrige Bauchfellentzündung um die Gallenblase. Erweichungsherd des Rückenmarcks in Höhe des 3. Brustwirbels. Lungenödem. Emphysem des rechten Ober- und Mittellappens. Stauungsblutüberfüllung des Herzens, der linken Lunge, der Leber und Nieren, der Harnblase, des Gehirns und der weichen Hirnhaut. Ödem der weichen Hirnhaut. Geringe Brusthöhlenwassersucht beiderseits, links 50, rechts 80 ccm. Zahlreiche Thromben im Plexus prostaticus. Thrombose der linken Beckenvene. Große Lungenarterienembolien beider Lungen. Braune Pigmentierung des Herzens und der Leber. Chronische Bronchitis. Gewicht der rechten Lunge 885 g, der linken 910 g.

Die Lungen werden nach völliger Härtung in Scheiben zerlegt. In der rechten Lunge in der Spitze pflaumengroße derbe grauschwarze Schwiele ohne tuberkulöse Einlagerungen, darunter mehrere zum Teil mit dem großen Knoten in Zusammenhang stehende bohnengroße Schwielen. An der Grenze von Unter- und Oberlappen ein weiterer, zum Teil zerfallender etwa hühnereigroßer gleichartiger Knoten. Im vorderen Teil des Oberlappens ist dieser Knoten noch etwa mandarinengroß. In Mittel- und Unterlappen im allgemeinen nur spärlich bis erbsengroße schwarze Fleckchen und derbe grauschwarze Knötchen.

In der linken Lunge im Oberlappen mehrere aus kleineren Knötchen zusammengesetzte bohnen- bis walnußgroße derbe grauschwarze Knoten, die im unteren Teil des Oberlappens und im oberen Teil des Unterlappens im ganzen einen gut hühnereigroßen Bezirk bilden. Im übrigen linke Lunge wie die rechte.

Mikroskopischer Befund: Rückenmark: Im Bereich des makroskopischen Erweichungsherdes zahlreiche Fettkörnchenzellen, besonders im vorderen Teil des Rückenmarks, und Auflösung der Struktur. Kleine perivaskuläre Rundzellenansammlungen. Lunge: Zahlreiche typische Staubschwielen mit unregelmäßigen, größtenteils geflechtartigen, nur z. T. knötchenförmigen bindegewebig-hyalinen Abschnitten. Nirgends in ihnen oder sonst in den untersuchten Lungenabschnitten Beweise für Tuberkulose.

Tierversuch. Bei der Autopsie wurden vier indurierte Gebiete beider Lungen entnommen und im Meerschweinchenversuch geprüft. Die am 13. XI. 1929 geimpften vier Tiere wurden am 8. I. 1930 getötet und zeigten sich frei von tuberkulösen Veränderungen.

Auch hier lagen also typische schwere Steinstaubindurationen beider Lungen vor, die bei der Autopsie keine Anzeichen einer gleichzeitigen Tuberkulose zeigten. Auch der Tierversuch fiel negativ aus.

Auch in einem weiteren Falle schwerster Staubinduration (R., Nr. 8) fiel der an 4 Meerschweinchen mit Material aus den indurierten beiden Oberlappen angestellte Tierversuch negativ aus.

Der nächste Fall 9 ist dadurch von besonderem Interesse, daß er 3 Jahre lang vor seinem Tode klinisch beobachtet worden ist und den gesamten Entwicklungsgang der Erkrankung zu verfolgen erlaubt. Der Erkrankte war bis zur ersten Untersuchung der Staubeinatmung ausgesetzt gewesen. Er zeigt in charakteristischer Weise, wie auch nach Beendigung der Staubarbeit der einmal eingeleitete Indurationsprozeß sich fortsetzen kann.

9. G. Z., 42 Jahre alt, etwa 15 Jahre Gesteinshauer, 5 Jahre Kohlenhauer, arbeitet noch als solcher. Früher gesund. 1924 trockene Rippenfellentzündung. Seitdem viel trockener Hustenreiz, Gewichtsabnahme. Familie gesund.

Befund 29. VII. 1925: Mager, schlechtes Aussehen. Lungengrenzen tiefstehend, kaum verschieblich. Keine Dämpfung. Grobes pleuritisches Knarren beiderseits hinten unten. Puls regelmäßig, 75. Im Auswurf keine Tuberkelbazillen, keine elastischen Fasern, reichlich intrazelluläre Kohleteilchen. Röntgenaufnahme: Abb. 4a. Beide Lungenfelder in ganzer Ausdehnung von einer etwa hirsekorngroßen dicht stehenden Fleckung durchsetzt, die in den Mittelgeschossen am stärksten ent-

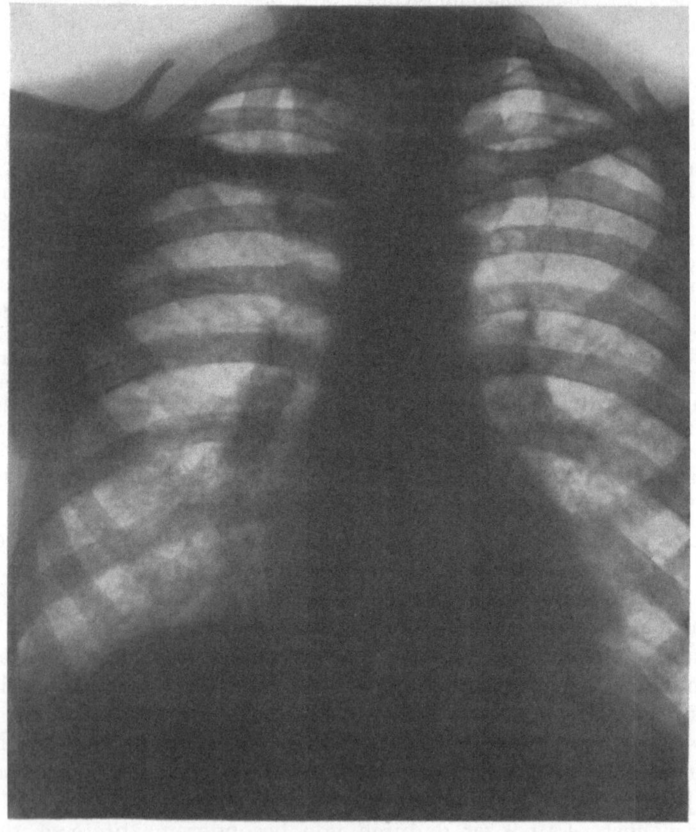

Abb. 4 a.

wickelt ist, rechts etwas mehr als links, und rechts seitlich und über der rechten Zwerchfellkuppe zu konfluieren beginnt. Herz und Gefäße regelrecht. Hilusschatten beiderseits verbreitert. — Wurde wegen „Staublunge" 1925 zum Berg- und Reichsinvaliden erklärt, arbeitete seitdem nicht mehr.

8. VII. 1926: Rückenschmerzen, Kurzluftigkeit schon in der Ruhe, Husten und Auswurf. Keine Gewichtsabnahme. Beiderseits oben Schallverkürzung. Am rechten Hilus feuchte Rasselgeräusche. Vitalkapazität

2500 ccm. Röntgenaufnahme (Abb. 4b). Rechts seitlich zwischen 2. und 6. Rippe sind größere flächenhafte Schattenmassen entstanden. Auch seitlich über der rechten Zwerchfellkuppe und links hinter dem Schlüsselbein ein solcher Bezirk. In der Folge Zunahme von Atemnot, Husten, Auswurf. Brust- und Rückenschmerzen. Abmagerung, keine Nachtschweiße. Seit Juli 1928 Beinödeme.

14. VIII. 1928: Krankenhausaufnahme: Mager, Zyanose, Dyspnoe. Starke Ödeme der Beine, des Skrotums und der Kreuzbeingegend.

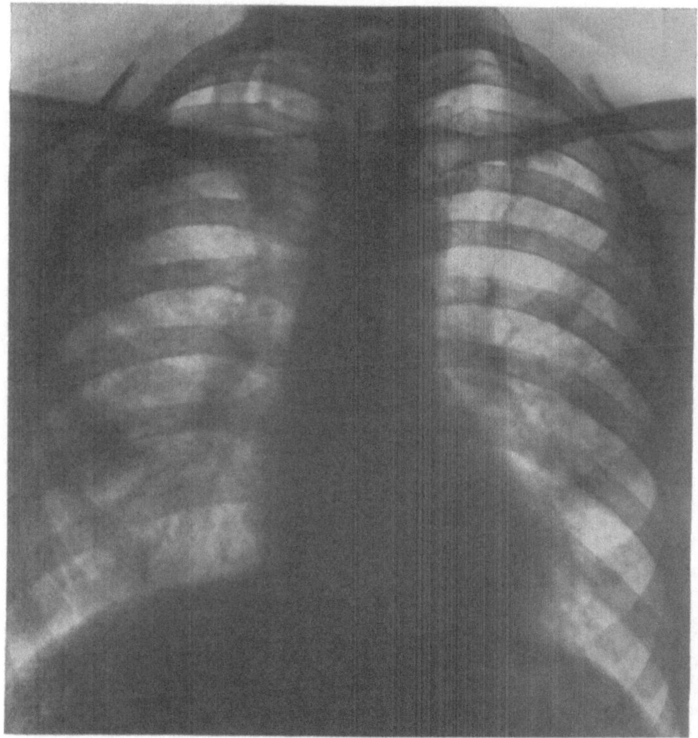

Abb. 4 b.

Thorax flach, starr. Tiefstehende, unbewegliche Lungengrenzen. Schallverkürzung über den oberen Lungenabschnitten einschließlich der Achselgegenden beiderseits bis Mitte Scapula mit bronchovesikulärem Atemgeräusch. Links hinten oben Bronchialatmen. Diffuse trockene Bronchitis. Herzgrenzen regelrecht. Töne leise, rein. Puls klein, regelmäßig, 110—150. Leber drei Finger unterm Rippenbogen, druckempfindlich. Temperaturkurve weist in den ersten Tagen Zacken bis 38⁰ auf, später normal. Blutdruck 95 mm Hg. Vitalkapazität 650 ccm. Auswurfmenge täglich 30—40 ccm, bei vielfacher Untersuchung (auch nach Antiforminbehandlung) frei von Tuberkelbazillen. Meerschweinchenver-

such mit Auswurf (zwei Tiere) fällt negativ aus. Im Auswurf Stauungs-
zellen. Senkungszeit nicht beschleunigt (12 Stunden nach Linzenmeier). Intrakutane Tuberkulinreaktion (1 mg Alt-Tuberkulin) negativ.
Unter Strophanthin-Salyrganbehandlung nur vorübergehender Rückgang der Stauungserscheinungen. Tod an Herzschwäche am 28. VIII.
1928. Röntgenaufnahme 21. VIII. 1928 (Abb. 4c): Verdichtungsprozesse haben sehr stark zugenommen. Rechtes Ober- und Mittelgeschoß und das linke Obergeschoß von sehr dichten Schattenmassen
eingenommen, die nur stellenweise noch ihre Zusammensetzung aus ein-

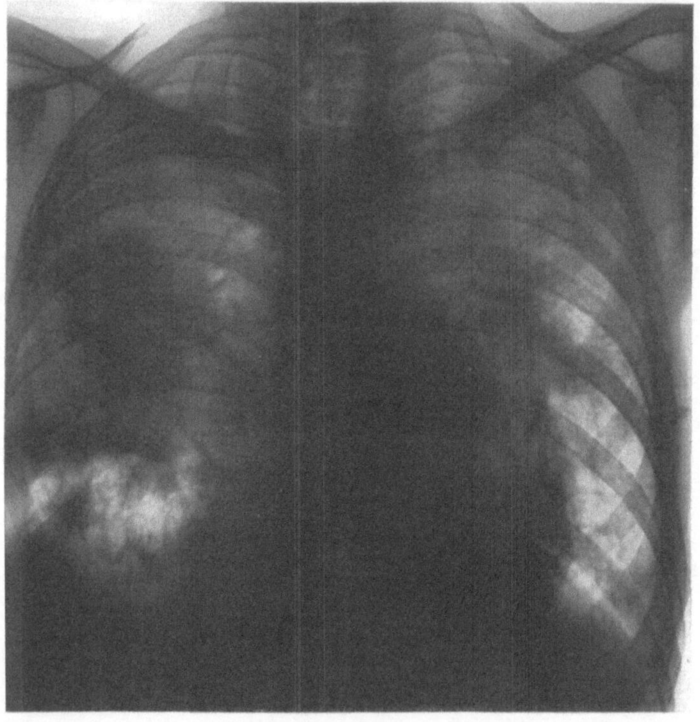

Abb. 4c.

zelnen Flecken erkennen lassen. Besonders das rechte Mittelfeld ist in
Faustgröße von einem knochendichten, nach unten scharf begrenzten
Schatten eingenommen. Herz und Gefäße beiderseits in derbe Schattenmassen eingebettet, von diesen nicht abzugrenzen. Spitzenfelder zeigen
nur geringe Veränderungen, die Unterfelder hochgradiges Emphysem.
Zahlreiche Verwachsungen des Zwerchfells beiderseits, besonders rechts,
wo es stark deformiert ist. Trachea nach rechts verzogen.

Sektion der Brusthöhle nach Härtung der Lungen in situ durch
Einspritzen von 10%igem Formalin in die Trachea. Lungen beiderseits
durch sehr feste Verwachsungen mit der Brustwand verlötet. Pleura

costalis muß größtenteils mit der Lunge zusammen herausgenommen werden. Beide Lungen sehr derb, knirschen beim Durchschneiden. Herz allseitig vergrößert. Herzmuskel braun, Klappen intakt.

Die genaue Untersuchung der gehärteten Lungen durch Prof. Gross-Münster ergab eine typische schwere Staublunge und weder makro- noch mikroskopisch Anzeichen für tuberkulöse Veränderungen.

Beide Lungen sind von zahllosen kleinen und mittelgroßen Staubknötchen durchsetzt. Ausgedehnte Bezirke beider Lungen, besonders der rechten sind in derbe Schwielen verwandelt. Starkes Emphysem der untersten Lungenabschnitte beiderseits, die fibrösen Knötchen sind dort spärlicher. An den Schnitten mit den ganz kleinen Knötchen sieht man mikroskopisch sehr deutlich, daß die Bindegewebswucherungen von den perivaskulären und peribronchialen Lymphbahnen hauptsächlich ausgehen und von da aus auf das Alveolargebiet übergreifen.

Chemische Untersuchung: Die Lungen waren in situ gehärtet und dann im ganzen eingebettet worden. Ein größeres, stark induriertes Lungenstück wurde durch Extraktion von den Einbettungsmassen wieder befreit, getrocknet und dann auf seinen Gehalt an SiO_2 untersucht. Auf Bestimmung der Gesamtasche wurde verzichtet, da deren Menge durch Härtung, Einbettung, Extraktion erheblich beeinflußt sein konnte.

Der Anteil der Quarzfraktion, auf Trockensubstanz bezogen, betrug 3,52%, war also sehr hoch.

Bei Z. ist das Fortschreiten der Staubkrankheit von ihrer feinfleckigen Form bis zur schwersten ausgedehnten Lungenfibrose mit hochgradiger Einschränkung der Vitalkapazität und Herzinsuffizienz zu verfolgen, und zwar hat sich diese Umwandlung innerhalb 3 Jahren nach Aussetzen der Staubarbeit vollzogen.

Die Abmagerung seit Beginn der Erkrankung, die wenigstens zeitweise deutliche Asymmetrie der Verdichtungsprozesse hatte uns klinisch an die Möglichkeit einer gleichzeitigen Tuberkulose denken lassen. Die Prüfung der Senkungszeit, die oft wiederholte Untersuchung des Sputums, mikroskopisch und im Tierversuch, die Tuberkulinprobe hatten allerdings keinen Anhalt hierfür ergeben. Die makro- und mikroskopische Untersuchung der Lungen durch Prof. Gross-Münster hat lediglich hochgradige Staubveränderungen ergeben, Anzeichen für Tuberkulose wurden nicht gefunden. Der Tierversuch am Leichenmaterial konnte nicht herangezogen werden, da die Lunge bereits in situ mit Formalin gehärtet worden war.

Ein eingehender Vergleich zwischen röntgenologischem und anatomischem Befund sei einer späteren Veröffentlichung vorbehalten.

Sehr deutlich ist bei Z. die Entwicklung eines starken Emphysems der unteren Lungenabschnitte beim Fortschreiten der Verdichtungsprozesse im Ober- und Mittelfeld, eine Erscheinung, die im Endstadium schwerer Stauberkrankungen fast regelmäßig zu beobachten ist. Dabei schwindet im Röntgenbild die anfangs vorhandene dichte Fleckung der unteren Teile mehr und mehr. Zum Teil mag dies die Folge des „Wegleuchtens" der Flecke durch das luftreiche emphysematische Lungengewebe sein, anderseits entfernen sich die fibrösen Knötchen durch die Ausdehnung des Lungengewebes weiter voneinander, werden teilweise in Stränge um-

gewandelt. Auch die anatomische Untersuchung zeigt, daß die fribrösen
Knötchen in diesen emphysematischen Unterfeldern nur spärlich sind,
und die chemische Untersuchung bestätigt, daß der Staubgehalt hier viel
geringer als in den verdichteten Teilen ist. Es ist daher wohl auch mit
der Abwanderung von Staub aus den unteren Lungenteilen zu rechnen,
einem Vorgang, wie ihn Tendeloo bei Staubinhalationsversuchen an
Tieren regelmäßig beobachtet hat. Damit mag eine Resorption der
fibrösen Knötchen Hand in Hand gehen. Eine solche Staubwanderung

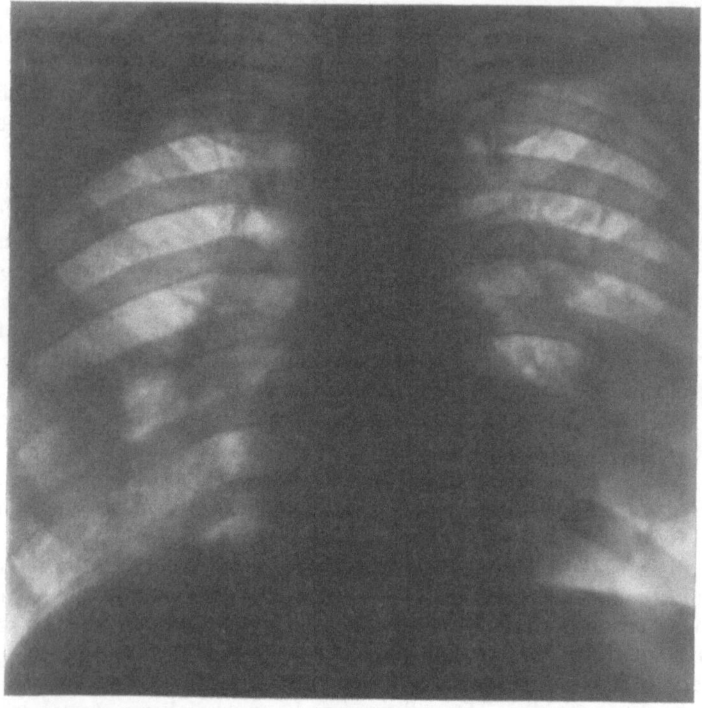

Abb. 5a.

könnte anderseits Ursache sein für die Entstehung neuer fibröser Prozesse an anderer Stelle.

Dem Verlaufe und dem anatomischen Befunde nach schließt sich hier
der Fall We. an. Der Ausfall des Tierversuchs mit Leichenmaterial zeigt,
welche Schwierigkeiten auch nach der Autopsie sich der Beurteilung
noch bieten können.

10. A. We., 47 Jahre alt, 27 Jahre lang Gesteinshauer. Keine Tuberkulose in der Familie. Früher immer gesund. 1. IV. 1924 Röntgenaufnahme (Abb. 5a) wegen Atembeschwerden. Befund: Breiter Thorax.
Spitzenfelder und Seitenteile der Obergeschosse beiderseits bis zur
3. Rippe homogen verschattet, rechts stärker als links. Hilusschatten

stark verbreitert. Seitlich unterhalb der Hilusschatten beiderseits zwischen 4. und. 6. Rippe große homogene Schatten, links größer als rechts. Die übrigen Lungenteile zeigen feine und gröbere Flecke. Zwerchfellverwachsungen beiderseits. Über der linken Kuppe kompensatorisches Emphysem. Herz verbreitert, hypertrophisch.

Gab danach die Arbeit auf. Wurde Berg- und Reichsinvalide.

19. II. 1927 sterbend ins Krankenhaus eingeliefert. Seit November 1926 stärkere Atemnot. Druckgefühl in Brust und Leib, Kopfschmerzen.

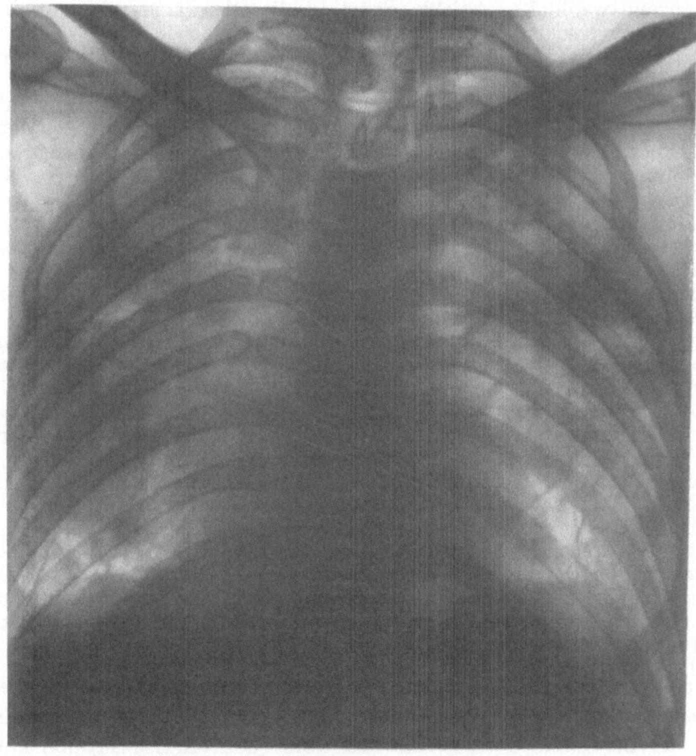

Abb. 5 b.

Befund: Zyanose, Dyspnoe. Dämpfung beiderseits über den oberen Lungenteilen. Ausgedehntes, feines feuchtes Rasseln über beiden Lungen Herzdämpfung verbreitert. Puls klein, 100. Leber vergrößert, druckempfindlich. Kein Aszites, keine Ödeme. Im Harn kein Eiweiß, kein Zucker, Bilirubin und Urobilin positiv. Stirbt unter den Erscheinungen zunehmender Herzinsuffizienz am 21. II. 1927.

Ventrodorsale Leichenaufnahme kurz nach dem Tode (Abb. 5b). Beide Lungenfelder fast in ganzer Ausdehnung von dichten, konfluierenden Schattenmassen durchsetzt. Nur die Teile unmittelbar über dem Zwerchfell noch etwas lufthaltig. Hilusschatten beiderseits von den ausgedehnten Lungenschatten nicht abzugrenzen. Trachea nach rechts verzogen. Herzschatten verbreitert. Starke Zwerchfellverwachsungen beiderseits.

Brustsektion: Lungen beiderseits mit der Brustwand verwachsen, über dem Oberlappen sehr fest. Gewicht beider Lungen 4,4 kg! Die stark indurierten Lungen knirschen beim Schneiden. Herz stark vergrößert, Kammern erweitert. Klappen intakt, Kranzgefäße normal.

Bericht Prof. Schridde: Linke Lunge: Oberlappen und größter Teil des Unterlappens fühlt sich sehr fest an. Die Pleura in unregelmäßigen, zackigen Bezirken glänzend weißlich, verdickt. Sonst ist die Oberfläche schiefergrau. Die festen Bezirke erstrecken sich auf der Schnittfläche von der Spitze nach unten 17 cm weit, nehmen vom Unterlappen noch die oberen zwei Drittel ein und sind von hellgrauer, gesprenkelter Färbung. Die Schnittfläche ist vollkommen glatt. Die Bezirke sind in allen Teilen von sehr fester Konsistenz und völlig luftleer. Das untere Drittel des Unterlappens ist lufthaltig. Rechte Lunge: Auch hier weißliche Verdickungen der Pleura. Der Mittellappen läßt ein kugeliges, sehr derbes Gebilde von fast Faustgröße durchfühlen. Der größte Teil des Oberlappens fühlt sich sehr derb an. Auf der Schnittfläche sieht man im Mittellappen ein 6 : 5 cm im Durchmesser haltendes, tumorförmiges Gebilde von sehr derber Beschaffenheit und schiefergrau gesprenkelter Schnittfläche. Das gleiche Aussehen bieten die festen Bezirke des Oberlappens. Die Lymphknoten an der Lungenpforte sind stark vergrößert, sehr derb, auf der Schnittfläche schiefergrau, glänzend.

Die mikroskopische Untersuchung der indurierten Lungenbezirke zeigte im wesentlichen überall das gleiche Bild: Das Lungengewebe ist vollkommen verschwunden. An seiner Stelle breitet sich in zusammenhängenden Bezirken ein rußreiches, aus Fibroblasten bestehendes Gewebe, keloidöses Granulationsgewebe, aus. Zwischen diesen zellreichen Gebieten sieht man teils rein knötchenförmige Gebilde, teils größere und kleinere, landkartenförmige Bezirke. Die Knötchen weisen einen deutlichen knäuelförmigen Aufbau aus hyalinen Bändern auf, zwischen denen sich in mehr oder minder reichlicher Weise Ruß und Kohlesplitterchen befinden. Es liegt hier eine nodöse Keloidose vor. Bei den anderen Bezirken handelt es sich um diffuse Keloidose. Hier ziehen hyaline Bänder in mehr oder minder großer Ausdehnung in geradem Verlaufe nebeneinander her und splittern sich an ihren Enden tauendartig auf. Auch in den Lymphknoten sind die gleichen Veränderungen enthalten. Tuberkulose konnte mikroskopisch nicht gefunden werden.

Tierversuch. Es wurden je 3 Meerschweinchen mit indurierten Lungenstückchen aus dem rechten und linken Oberlappen geimpft. Bei einem von den 3 Tieren, die mit dem rechten Oberlappen geimpft waren, wurden Tuberkelbazillen nachgewiesen, die 2 anderen Tiere blieben gesund. Die 3 Tiere, die mit dem linken Oberlappen geimpft waren, zeigten sämtlich hochgradige Tuberkulose. Der Züchtungsversuch fiel mit dem rechten Oberlappen negativ aus, mit dem linken positiv (Dr. Löns-Dortmund).

Auch hier schreiten die bereits 1924 bei der ersten Untersuchung festgestellten, damals schon sehr erheblichen indurativen Prozesse nach Aussetzen der Arbeit fort und verwandeln schließlich den größten Teil der Lungen in steinharte luftleere Massen. Der Kranke stirbt unter den Erscheinungen der Herzinsuffizienz: Herzvergrößerung, Leberschwellung, Zyanose, Dyspnoe, Stauungsbronchitis. Der ungewöhnlich hohe Grad der Staubablagerung und der Induration spricht sich in dem hohen

Lungengewicht (4,4 kg) aus. Sowohl das klinische Bild wie die makro- und mikroskopische Lungenuntersuchung ergaben keinerlei Zeichen einer gleichzeitigen Tuberkulose. Entgegengesetzt zu dem Ergebnis der histologischen Untersuchung ist aber der Ausfall des mit dem Leichenmaterial angestellten Tierversuchs und der Kultur nach Hohn.

Wir müssen die Möglichkeit danach offen lassen, daß trotz des negativen anatomischen Befundes eine gleichzeitige tuberkulöse Infektion in dem indurierten Gewebe besteht. Ob es sich dabei um kleine der histologischen Untersuchung entgangene tuberkulöse Herde handelt oder ob die Tuberkulose infolge der gleichzeitigen Staubwirkung in einer Form auftritt, die ihre histologische Erkennung erschwert bzw. unmöglich macht, wagen wir nicht zu entscheiden.

Fall 11 bietet ein Beispiel für eine Silikose der Lungen, bei der es anscheinend von einer tuberkulösen Peritonitis aus zu miliaren tuberkulösen Herden der Hiluslymphknoten gekommen ist.

11. G. R., 55 Jahre alt. 10.—21. IX.1926 im Krankenhaus, 16 Jahre Kohlen-, 17 Jahre Gesteinshauer bis 1923; seitdem Berginvalide. Familie gesund. Seit 4 Wochen Magenschmerzen, Durchfall und Abmagerung. Seit einer Woche Schwellung des Leibes und der Beine, Luftmangel. Befund am 10. IX. 1926: Großer, schlecht genährter Mann mit dauernder Dyspnoe, großer Aszites. Ödeme beider Beine, links stärker als rechts. Lungen perkussorisch und auskultatorisch ohne Besonderheiten. Oberschlüsselbeingruben eingesunken. Herz nicht vergrößert. Leises systolisches Geräusch über der Herzspitze und Aorta. Harn: Spur Eiweiß, einzelne Leukozyten. Schleimiges Sputum, bei mehrfacher Untersuchung frei von Tuberkelbazillen. Stuhlgang chemisch blutfrei. Wassermann negativ. Blutdruck 120 mm Hg. Temperatur um 38, Puls um 100. Mehrmalige Bauchpunktion (5,5 bzw. 4 Liter) ergibt klare Aszitesflüssigkeit (spez. Gewicht 1008—1010). Nach der Punktion knollige Resistenzen fühlbar. Probefrühstück: Achylie. Röntgenaufnahme, 14. IX. 1926: Beide Lungen in ganzer Ausdehnung von einer dichten feinen Fleckung durchsetzt. Beiderseits infraklavikulär seitlich etwas größere dichte Schattenbezirke, Spitzenfelder nur leicht gefleckt. Stirbt nach zunehmendem Kräfteverfall am 20. IX. 1926.

Sektion 21. IX. 1926, Dr. di Biasi. Leichendiagnose: Atrophische Leberzirrhose. Aszites von $4^{1}/_{2}$ Litern. Stauungsblutüberfüllung, Vergrößerung und Kapselverdickung der Milz. Alte abgelaufene Aortenendokarditis mit Verwachsung zwischen rechter und linker vorderer Klappe. Sehr starke Staubschwielen beider Lungenspitzen, rechts stärker als links; kleinere in den Oberlappen, den seitlichen und oberen Teilen der Unterlappen, nach unten abnehmend. Starke pleuritische Verwachsungen über den Lungenspitzen. Anthrakotische Induration der Lungenwurzellymphknoten. Produktive gering verkäsende Bauchfelltuberkulose, besonders in den Fossae iliacae und im kleinen Becken mit fibrinöser Peritonitis. Keine Hypertrophie der rechten Herzkammer. Sehr starkes Lungenödem. Stauungsblutüberfüllung der Nieren. Thrombose der linken V. iliaca externa und femoralis. Ödem des linken Beines. Eine kleine Lungenarterienembolie links. Kleine Narben und Zysten beider Nieren. Starker Lipoidinfarkt der Nieren. Mikroskopischer Befund: Milz: Stauungsblutüberfüllung. Noduläre Anthrakose. Leber: Atrophische Zirrhose mit sehr unregelmäßigen Leberzellinseln mit zum Teil besonders großen Leberzellen.

Herdförmig Lipoid in Leberzellen, reichliche Rundzellenansammlungen im Bindegewebe. Mäßig reichlich sogenannte Gallengangswucherungen. Lipoide Sklerose von Arterienästen. Interlobuläre Anthrakose. Feinkörniges Hämosiderin in Leberzellen. Braune Pigmentierung. Lungenwurzellymphknoten: Ausgedehnte anthrakotische Induration. Stellenweise frische miliare Tuberkel mit einzelnen Riesenzellen und bindegewebig umgewandelte Tuberkel. Bauchfell: Gering verkäsende herdförmige Tuberkulose. Lungen: Starke Verdickung der Pleura mit reichlich anthrakotischem Pigment. Stauungsblutüberfüllung; stellenweise Ödem, stellenweise Atelektasen. Eine Lungenarterienembolie. Stellenweise Blutungen in Alveolen. Zahlreiche unregelmäßig begrenzte, kleinere und größere, perivaskuläre Staubschwielen mit sehr reichlich Kohlenstaubablagerung. Stellenweise ausgedehnte schwielige Umwandlung des Lungengewebes mit Hyalinisierung des Bindegewebes und wechselnd reichlich Kohlenstaub, daneben einzelne rundliche oder ovale Herde, die von einem deutlichen bindegewebigen Saum umgeben sind, ein so gut wie völlig hyalinisiertes gering lipoidhaltiges Zentrum mit unregelmäßig verteilter, mäßig reichlicher Kohlenstaubablagerung besitzen.

Tierversuch. Aus einer größeren Schwiele eines Oberlappens wird ein Stück entnommen und an 2 Meerschweinchen geimpft. Beide sind bei der Tötung am 15. XII. frei von Tuberkulose.

Chemische Untersuchung der in Formalin aufbewahrten Lungen (Dr. Weinstein).

	Spitzengebiet	auf Trockensubst. bez.	Hilusgegend	auf Trockensubst. bez.	Unterlappen	auf Trockensubst. bez.
Wasser	82,76		84,18		83,75	
Trockensubstanz	17,24		15,82		16,25	
Mineralstoffe .	0,976	5,66	0,75	4,74	0,701	4,31
Sand	0,577	3,35	0,378	2,39	0,319	1,96
Kohle	1,107	6,42	0,448	2,83	0,643	3,96
N-Substanz . .	13,10	75,4	11,57	73,13	12,79	78,7

Alle drei zur Untersuchung benutzten Stücke waren durch abgelagerten Kohlenstaub tiefschwarz gefärbt, die Stücke aus der Hilusgegend und den Unterlappen zeigten nur wenige kleine Indurationsherde, das aus dem Spitzengebiet reichlich kleine fibröse Herde.

Das Spitzengebiet, das am stärksten induriert ist, weist die höchsten absoluten Werte für alle festen Bestandteile, Trockensubstanz, Asche, Sand und Kohle, N-Substanz auf. Auch bei der Umrechnung auf Trockensubstanz sind die Werte für Asche, Sand und Kohle höher als in den übrigen Lungenteilen, während der Wert für N-Substanz ein wenig unter dem des Unterlappens liegt. Der Sandgehalt ist im Oberlappen recht erheblich (0,58%) und auch in den anderen Abschnitten höher als 0,3. Die Kohlemengen sind dort bei weitem am größten, wo die größten Sandmengen sind.

In dem folgenden Falle wurden bei im Wesentlichen als silikotisch sich darstellenden Lungen vereinzelte kleine tuberkulöse Herde nachgewiesen.

12. F. Sch., 64 Jahre alt, 1905—1912 Gesteinshauer. Seit 1915 Reparaturhauer, nie krank. 1926 Berginvalide. Seit April 1926 Husten, Auswurf, Gewichtsabnahme, ab und zu Nachtschweiße. Oktober 1926 Pleu-

ritis exsud. Erguß bildet sich rasch zurück. Befund 1. XII. 1926:
Kräftig gebaut. Mäßig genährt, 65 kg. Faßförmiger starrer Thorax;
untere Grenzen tiefstehend, rechts hinten weniger verschieblich. Starke
Arteriosklerose. Blutdruck 120. Sputum schleimig, Tuberkelbaz. 0, bei
vielfachen Untersuchungen; Kohlen- und Steinstaub +.

Fieberfrei. Zeitweise feuchte Rasselgeräusche rechts hinten unten.
Röntgenaufnahme (siehe Abb. 6a): Vermehrte Lungenzeichnung.
Beide Lungenfelder in ganzer Ausdehnung fein gefleckt. Hilusschatten

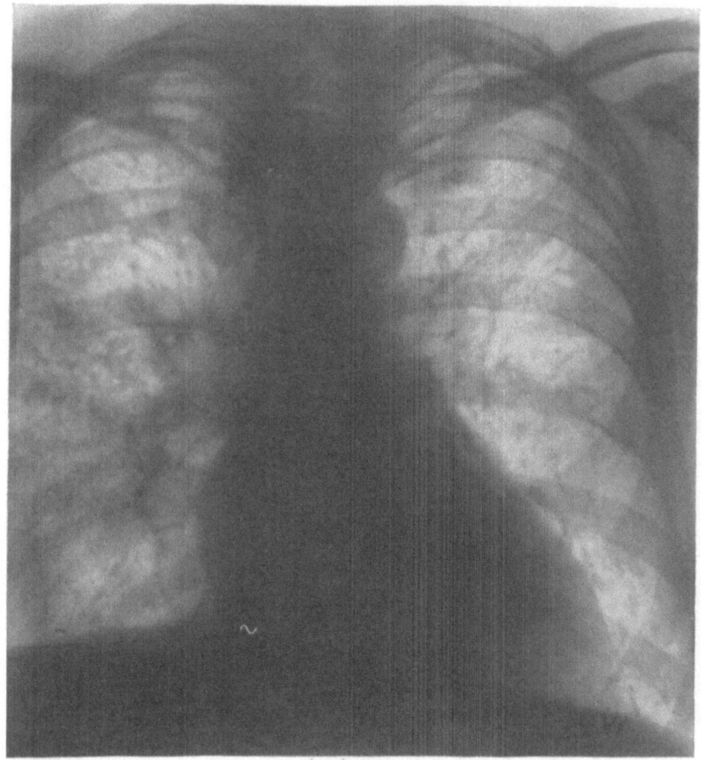

Abb. 6a.

rechts vergrößert. In der Nachbarschaft des Hilus, im rechten Mittel-
und Unterfeld Fleckung am dichtesten, konfluiert in mehreren Bezirken.
Derbe Stränge vom rechten Hilus zum Zwerchfell. Herz dilatiert, hypertrophisch. In der Rekonvaleszenz entwickeln sich bei Sch. Erscheinungen
einer arteriosklerotischen Demenz.

16. VIII. 1928: Husten, schleimiger Auswurf. Kurzluftigkeit, Gewichtsabnahme, Nachtschweiße. Vitalkapazität 2800, Senkungszeit 72 Minuten. Brustumfang 91/96 cm. Röntgenaufnahme (siehe Abb. 6b).
Die feine Fleckung beider Lungenfelder ist deutlicher und dichter geworden. Seitlich an den unteren Teil des vergrößerten rechten Hilus-

schattens lehnt sich ein apfelgroßer runder, dichter homogener Schatten
an, von dem zahlreiche Stränge zum Zwerchfell laufen. 28. I. 1929 bis
4. III. 1929 Krankenhausaufnahme. Mäßig genährt, starke Dyspnoe,
Zyanose, Halsvenenstauung, Fußödeme. Tiefstehende, wenig verschiebliche Lungengrenzen, diffuse trockene Bronchitis, beiderseits hinten unten
einige feuchte Rasselgeräusche. Dämpfung der Spitzengebiete beiderseits. Blutdruck 200 mm Hg. Vorhofflimmern mit frustranen Kontrak-
tionen, völlige Demenz. Röntgenaufnahme 28. I. 1929: Fleckung

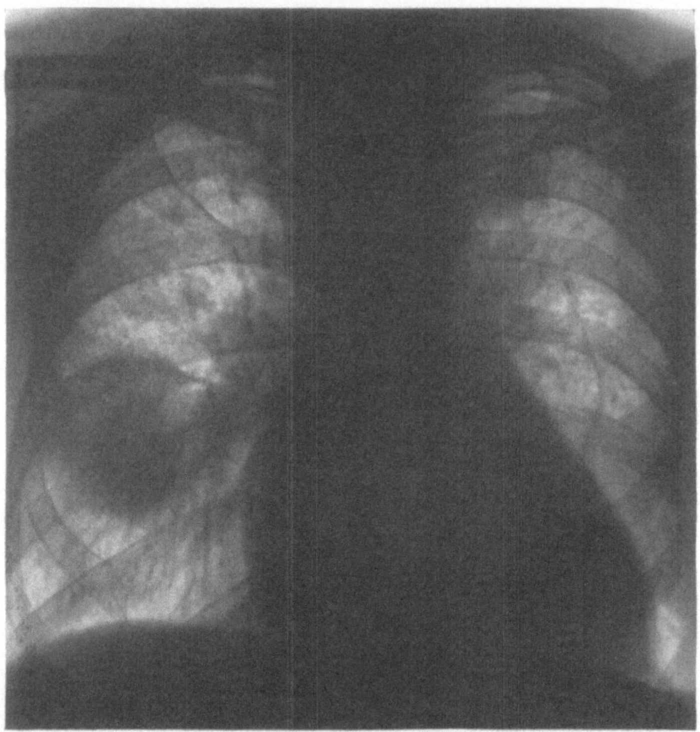

Abb. 6b.

noch etwas dichter geworden. Links infraklavikulär außen beginnen die
Flecke zu konfluieren. Derbe Stränge ziehen sich beiderseits vom Hilus
in die Oberfelder. Der große runde Schatten im rechten Mittelgeschoß
unverändert, die Stränge von dort zum Zwerchfell noch reichlicher geworden. Zahlreiche Zwerchfellverwachsungen rechts. Unter Verodigen
gehen die Herzinsuffizienzerscheinungen zurück. Sputum bei vielfachen
Untersuchungen mikroskopisch frei von Tuberkelbazillen. Temperatur
normal. Sch. stirbt am 4. III. 1929 infolge der zerebralen Arteriosklerose.
    Härtung der Lungen in situ durch intratracheale Formalinein-
spritzung. Sektion am 5. III. Lungen beiderseits durch strang- und
flächenförmige Verwachsungen an die Brustwand und an das Zwerchfell

fixiert. Ablösung vom Zwerchfell nicht möglich. Herz stark vergrößert, doppelte Faustgröße. Erweiterung beider Kammern und Vorkammern, starke Hypertrophie der Kammer, Klappen normal. Starke Schlagaderverkalkung, besonders in der Bauchaorta. Kleine Milz. Walnußgroßer Infarkt im oberen Pol. Perisplenitis. In beiden Nieren große Infarktnarben. Großes Netz in die rechte Unterbauchgegend gezogen, dort lokale Peritonitis mit Fibrinbeschlägen. Eine dort liegende Jejunumschlinge hämorrhagisch infarziert.

Makroskopischer Befund der gehärteten Lungen[1] (Prof. Gross-Münster). Linke Lunge ist im allgemeinen noch lufthaltig, durchsetzt von zahlreichen etwa kirschkerngroßen, derben, tiefschwarzen Knötchen, die im Ober- und Unterlappen ziemlich gleichmäßig verteilt sind. Außerdem in Unterlappen einige größere (etwa 1 cm Durchmesser) ganz harte, grau und schwarz gestreifte Schwielen. Die Wand der Bronchien und der großen Gefäße, vor allem an der Lungenpforte, verdickt, in derbes, hartes Schwielengewebe eingeschlossen, das mit dem vergrößerten und schwielig umgewandelten Lymphknoten zusammenhängt. Die Hauptmasse des Lungengewebes noch weich und gut lufthaltig. Rechte Lunge: In der rechten Lunge finden sich dieselben schwarzen Knötchen wie links; Lungengewebe zwischen den kleinen Knötchen noch weich, knisternd und lufthaltig. Größere Knoten bis etwa 2 cm Durchmesser von schwärzlich-grauer Farbe im Oberlappen und in der Lungenspitze. An der Lungenpforte im Zusammenhang mit den verhärteten, vergrößerten und schwarzen Lymphknoten dieselben weißlichen Schwielen wie links.

Mikroskopische Untersuchung: Die kleineren Knoten bestehen aus derbem, noch ziemlich zellreichen Bindegewebe, das sehr reichlich Kohlenstaub enthält. Die größeren Knoten in der Mitte hell, äußerst derb, kernarm, teilweise nekrotisch, zeigen Einlagerungen von Gesteinsstaub. Gewebe am Rand der Knoten enthält reichlich Kohlenstaub und ist teilweise noch jünger und kernreicher. Darin liegen vereinzelt kleine Knötchen aus Epitheloidzellen und Riesenzellen, die genau so aussehen, wie Epitheloidzellentuberkel. Sehr wahrscheinlich handelt es sich um eine Infektion mit Tuberkelbazillen, die allerdings nur sehr wenig zur Entwicklung gekommen ist.

Klinisch kann man einen tuberkulösen Schub im Jahre 1926 vermuten (Husten, Auswurf, Gewichtsabnahme, Nachtschweiße, exsudative Pleuritis). Später schwand der tuberkulöse Einschlag wieder völlig aus dem klinischen Bilde. Die unter unseren Augen aufgetretene isolierte größere Schwiele des rechten Mittelfeldes verdankt vielleicht dem Zusammenwirken von Tuberkellbazillen und Gesteinsstaub ihre Entstehung; ihre histologische Untersuchung war nicht mehr möglich, da sie vorher entfernt worden war.

Die nicht so seltene Vereinigung von feinknotiger Silikose mit Miliartuberkulose der Lungen wird im folgenden Falle beobachtet:

13. H. H., 43 Jahre, hat 20 Jahre lang als Gesteinshauer gearbeitet, wurde vor 2 Jahren wegen Staublunge zum Berufsinvaliden erklärt, hat während der letzten 2 Jahre als Reparaturhauer gearbeitet. Früher gesund. Seit Ende März 1929 bettlägerig wegen Fieber, Schweißen, Husten. 2.—17. IV. 1929 im Krankenhaus. Mittlerer Kräfte- und Ernährungszustand. Starke Schweiße. Lungengrenzen etwas tief, gut verschieblich. Klopfschall nicht ganz voll. Atemgeräusch leise, etwas unrein. Einzelne

---

[1] Die im Röntgenbild erkennbare große Schwiele des rechten Mittelgeschosses war vorher größtenteils zu andern Zwecken herausgeschnitten worden.

feine feuchte Rasselgeräusche über den unteren Lungenteilen. Röntgenaufnahme 3. IV. 1929: Beide Lungenfelder in ganzer Ausdehnung mit
Einschluß der Spitzen von kleinen stellenweise weich ineinander fließen-
den Flecken durchsetzt. Rechts seitlich zwischen 1. und 4. Rippe beginnende Schwielenbildung. Kleiner Verwachsungsstrang an der rechten
Zwerchfellkuppe. Herz und Gefäße ohne Besonderheiten. Linke Spitze
stärker verschattet als die rechte (siehe Abb. 7). Herzdämpfung normal,
leises kratzendes Geräusch vor dem 1. Ton, Puls 96. Milz fühlbar.
Hämoglobin 80%, Erythrozyten 4000000. Leukozyten 2800, davon

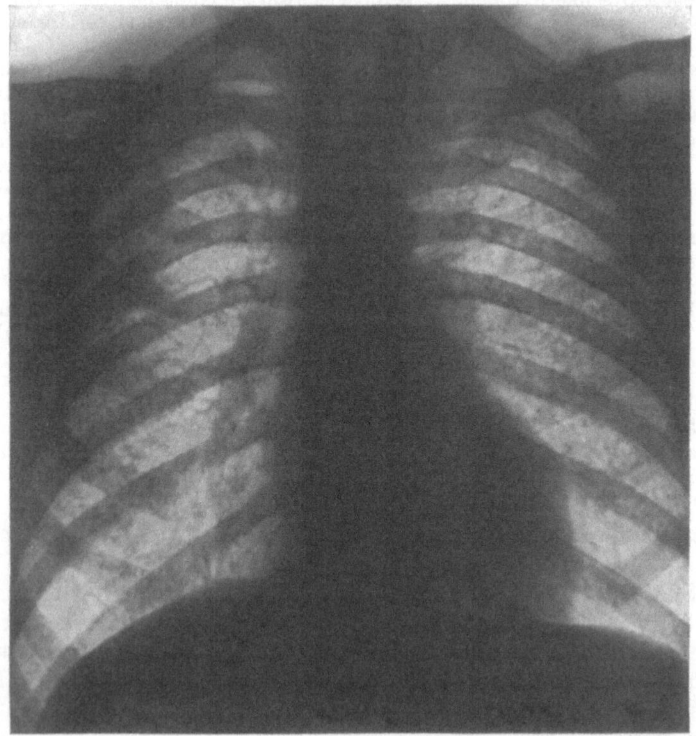

Abb. 7.

26% Stabkernige, 18% Segmentkernige, 50% Lymphozyten, 6% Mono-
zyten, Sputum Tuberkelbaz. 0, elastische Fasern 0. Im Harn Spur Eiweiß,
Leukozyten, Epithelien, hyaline Zylinder. Diazo 0. Widal 0. Blutkultur
steril. Im Stuhl und Harn keine Typhusbazillen. Augenhintergrund
normal. Blutsenkung normal. Temperatur anfangs um 38, später 39
bis 40⁰. 16. IV.: Benommenheit, Delirium, Lumbalpunktion Druck
190 mm. Sonst Liquor normal. 17. IV.: Tod.

Klinische Diagnose: Staublunge, Miliartuberkulose.

Sektion: Dr. di Biasi. Leichendiagnose: Mittelgroß- bis großknotige
Staubschwielen beider Lungenoberlappen, zum Teil mit ganz geringer Tuber-

kulose. Mäßig starke Anthrakose und kleinknotige Staubschwielen der übrigen
Lunge beiderseits. Geringe strangförmige Verwachsungen über der linken Lunge,
flächenhafte Verwachsungen zwischen den Lappen rechts. Schwielige Lungen-
fellverdickungen des rechten Oberlappens. Zahlreiche kleine Lungenfellschwielen
beider Lungen. Geringe azinösknotige Tuberkulose des linken Oberlappens.
Käsig-pneumonische Herde des linken Unterlappens und des rechten Oberlappens
mit kleinen Kavernen. Starke Staubverhärtung der Lungenwurzel- und Luft-
röhrenteilungslymphknoten. Akute allgemeine disseminierte Miliartuberkulose.
Außerordentlich zahlreiche miliare Tuberkel beider Lungen. Außerordentlich
starke Miliartuberkulose der Milz. Zahlreiche miliare Tuberkel der Nieren, einige
der Leber, Harnblasenschleimhaut und Schilddrüse. Keine tuberkulöse Leptomeningitis. Pulpaschwellung der Milz. Geringe Erweiterung der rechten Herzkammer. Geringe nekrotisierende geschwürige Entzündung der wahren und fal-
schen Stimmbänder. Anthrakose der Milzlymphknötchen.

Mikroskopischer Befund: Lunge: Die derben Knoten und Knötchen
erweisen sich alle als typische Staubschwielen; sie bestehen aus geflechtartig
und knötchenförmig angeordnetem hyalinen Bindegewebe mit mäßig reichlich
Kohlen- und Steinstaubablagerungen, um sie schmale zellreiche und staubreiche
Säume. Im Bereich dieser Schwielen im allgemeinen nichts Sicheres von Tuberkulose. Nur an einer Stelle im Bereich einer unter dem Lungenfell liegenden
Schwiele deutliche stark von Bindegewebsfasern durchwachsene Reste eines
käsig-pneumonischen Herdes. Im übrigen in der Lunge mäßig reichlich kleine
größtenteils zell- und staubreiche Knoten, nur zum Teil in ihnen bindegewebig-
hyaline Kerne, daneben ganz vereinzelt größere käsig-pneumonische Herde und
sehr zahlreiche miliare käsige Pneumonien und spärlich verkäste miliare Tuberkel. Ödem.

Die Autopsie bestätigte also die klinische Diagnose: Staublunge und
Miliartuberkulose. Eine akute Miliartuberkulose hatte sich zu einer
älteren Stauberkrankung und geringen älteren tuberkulösen Veränderungen hinzugesellt. Der größere Staubknoten des rechten Oberlappens war
röntgenologisch gut zu erkennen gewesen.

In anderen Fällen äußert sich die die Silikose begleitende Tuberkulose mehr in Form multipler käsiger Pneumonien:

14. F. K., 48 Jahre alt. 9. VI. bis 1. VII. 1927 hier beobachtet.
12 Jahre Kohlen-, danach Gesteinshauer bis jetzt. Familie gesund.
Seit 1925 Husten und Atemnot. Gelber Auswurf, kürzlich mit etwas Blut.
Bisweilen Nachtschweiße. Keine Gewichtsabnahme, Bruststiche. Mittlerer Kräfte- und Ernährungszustand. Lungengrenzen gut verschieblich.
Atemgeräusch über beiden Spitzen und beiderseits in der Achselgegend
verschärft. Beiderseits oben, links mehr als rechts, giemende, brummende
und einige feuchte Rasselgeräusche. Nach Treppensteigen leichte Dyspnoe und Tachykardie. Temperatur normal, Puls 70. Im Sputum bei
vielfacher Untersuchung, auch nach Anreicherung, keine Tuberkelbazillen nachweisbar. Tierversuch (2 Meerschweinchen) negativ. Tuberkulinversuch: Auf subkutane Injektion von $^5/_{10}$ mg Alttuberkulin keine
Reaktion, nach $^1/_{10}$ mg Temperatur bis 37,3 axillar und geringe Verstärkung der Bronchitis. Röntgenaufnahme 10. VI. 1927 (Abb. 8).
Luftgehalt beider Lungenfelder hochgradig herabgesetzt. Die Seitenteile
des Mittel- und Obergeschosses sind beiderseits in dichte Schattenmassen
verwandelt, die an ihrer Peripherie in kleinfleckige Gebiete übergehen.
Rechts im zweiten Interkostalraum kleine rundliche Aufhellung. Hilus
beiderseits an die seitlichen Schattenmassen herangezogen. Sehr derbe

Stränge beiderseits vom Hilus zum Zwerchfell. Verwachsungen an den Zwerchfellkuppen beiderseits. Kompensatorisches Emphysem der untersten Lungenabschnitte, besonders links. Rechts linsen- bis erbsengroße unscharf begrenzte Herde im Unterfeld. Die Lungenabschnitte beiderseits vom Gefäßschatten luftreich. Herzschatten etwas groß.

K. verstarb am 30. IV. 1928 in einem auswärtigen Krankenhause. Klinische Diagnose: Staublunge, Lungenemphysem, Bronchopneumonie.

Die Autopsie wurde von Prosektor Dr. Husten-Essen-Steele ausgeführt. Wir verdanken ihm folgenden Sektionsbericht (gekürzt):

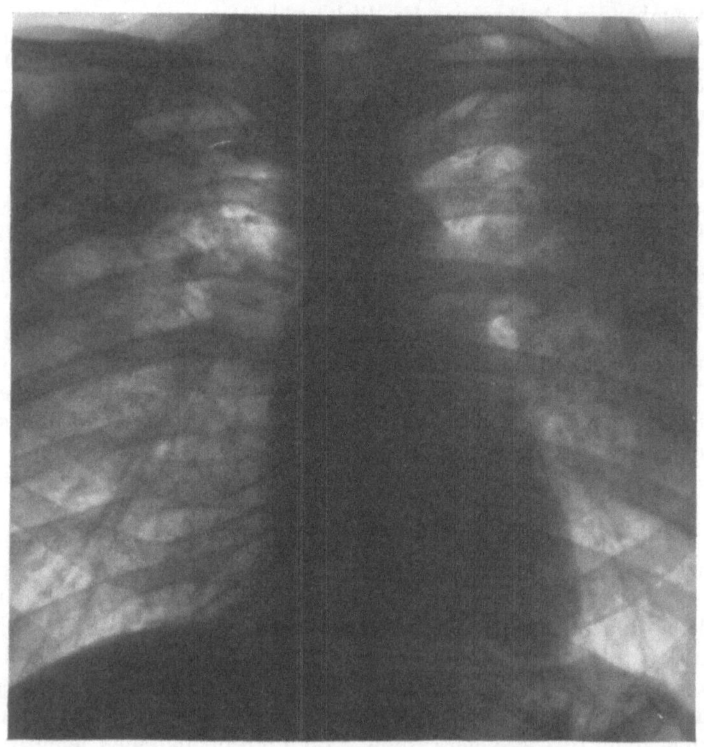

Abb. 8.

Thorax emphysematosus. Zwerchfelltiefstand. Alveoläres Lungenemphysem. Anthrakose der Lungen und Hiluslymphdrüsen. Großknotige Silikose der Lungen in den mittleren und unteren Abschnitten der Oberlappen und im rechten Mittellappen. Kavernös-käsige Tuberkulose, kombiniert mit Silikose, in der linken Oberlappenspitze. Käsige Pneumonie der vorderen Abschnitte des linken Oberlappens. Sero-fibrinöse Pleuritis links. Schwartige Pleuraverwachsungen entsprechend dem linken Oberlappen und den mittleren Partien des rechten Oberlappens. Lungenödem. Hypostase. Kleinknotige Staubveränderungen der unteren Lungenpartien. Tracheo-Bronchitis. Broncho-Pneumonie im linken Unterlappen. Milzhyperplasie.

Dilatation der Herzhöhlen. Mäßige Hypertrophie des rechten Ventrikels.

Relative Weite des Pulmonalostiums, Aortenwurzelumfang 78 mm. Pulmonal-
wurzel 83 mm.

Blutungen im linken Nierenbecken. Peritoneale Verwachsungen der Gallenblase.

Geringe Sklerose der Aorta, Karotiden und Kranzarterien. Fibrose der Lepto-
meningen.

Mikroskopisch: Linker Oberlappen in den vorderen und oberen Teilen
völlig von käsig-pneumonischen Prozessen eingenommen. Tuberkelbazillen nachgewiesen. Geringe produktive Reaktion von seiten der erhalten gebliebenen
perivaskulären Bezirke und von der schwieligen Pleura aus. Auffallend wenig
Stein- und Kohlenstaub in diesen Gebieten. Einzelne Kavernen in Bildung. Im
linken Mittelfeldknoten Anthrakose, Silikose, schwielige Narbe, auch verkäsende
Nekrose. Starke perifokale Entzündung. Im Unterlappen alveoläres Emphysem,
verbreiterte Septen mit Anthrakose und Silikose, einzelne fibröse Tuberkel,
pneumonische Herde, sowie verkäsende exsudative tuberkulöse Herde mit produktiver Randzone. Rechts Mittelfeld wie links. Im rechten Oberlappen und
rechter Spitze Emphysem, anthrakotische und silikotische Narben, Desqua-
mativkatarrh, kleine käsige Pneumonien mit produktiver Randzone. Rechter
Unterlappen im wesentlichen wie links. In der Leber ganz geringe periportale
Kohlenstaubablagerungen.

Vergesellschaftet ist hier mit der Stauberkrankung eine Tuberkulose, über deren Ausdehnung erst die mikroskopische Untersuchung
ein klares Bild gibt. Die tuberkulösen und die Staubveränderungen
sind räumlich so eng verbunden, daß eine scharfe Abgrenzung nicht
möglich ist.

Intra vitam war die Tuberkulose nicht nachgewiesen worden; vielfache
Sputumuntersuchungen, $^3/_4$ Jahr vor seinem Tode, auch der Tierversuch
waren negativ gewesen. Der Tuberkulinversuch hatte kein eindeutiges
Ergebnis. Klinisch überwog bis zum Tode der Eindruck der Staublunge.
Der kräftig gebaute Mann war bis zum Schluß in gutem Ernährungszu-
stande.

Möchte man nach dem klinischen Verlaufe zunächst annehmen, daß
hier die Tuberkulose erst spät zu einer schweren Staublungenerkrankung
hinzugetreten ist, so läßt die enge räumliche Verbindung zwischen Tuberkulose und Staubschwielen daran denken, daß von vornherein bei
der Bildung der ausgedehnten Verdichtungsprozesse eine fibröse Tuberkulose beteiligt war, die jahrelang ohne akute Erscheinungen verlaufen ist.

15. M. z. H., 36 Jahre Kohlen-, 5 Jahre Gesteinshauer; seit 6 Jahren
Hausmeister. Familie gesund. Seit einem Jahr Atemnot; seit $^1/_4$ Jahr
Husten. 27. IV. 1925: Gut genährt. Beiderseits unten seitlich Dämpfung.
Pfeifen und Brummen und einzelne feinblasige Geräusche über beiden
Unterlappen. Röntgenaufnahme (Abb. 9): Die Unterfelder, die
Seitenteile beider Mittel- und des rechten Obergeschosses von dichten
homogenen Schattenmassen durchsetzt. Ausgedehnte Zwerchfellver-
wachsungen beiderseits. Hilusschatten beiderseits vergrößert. Die
übrigen Lungenteile fein gefleckt.

Seit Herbst 1925 Gewichtsabnahme. Seit Anfang 1926 Tuberkelbazillen
im Auswurf dauernd +. Juli bis Oktober 1926 Kur in Todtmoos. 17. XI.
1926 Einlieferung ins Krankenhaus mit akutem Spontanpneumothorax

links.   Starke Verdrängung.   Punktion von Luft und Eiter.   19. XI.
Röntgenaufnahme: links Pneumothorax, sonst unverändert.   19. XI.
1926 Exitus.

Autopsie: Links großer Pneumothorax mit eitrigem Erguß. Strangförmige Spitzenverwachsung, ausgedehnte Verwachsungen hinten, medial und unten. Rechts sehr ausgedehnte Pleuraverwachsungen. Linker Ober- und Unterlappen fest miteinander verwachsen. Unterer Teil des Ober- und oberer Teil des Unter-

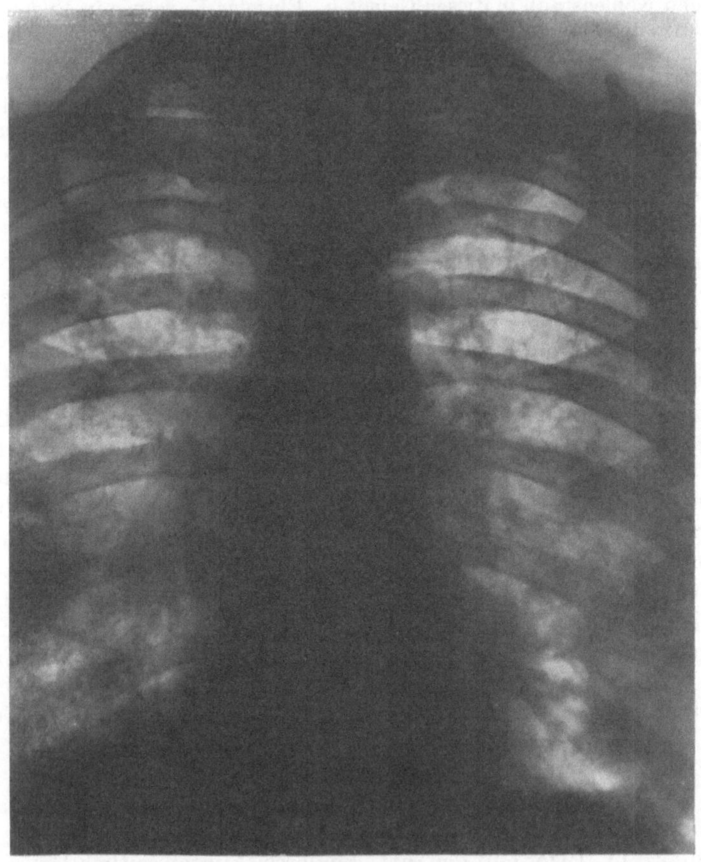

Abb. 9.

lappens in steinharte, grauschwarze, beim Schneiden knirschende Massen verwandelt. Der vorderste Teil beider Lappen ist frei geblieben. Der linke Unterlappen ist stark geschrumpft, größtenteils in eine große, schmierig belegte Kaverne verwandelt. Im oberen Teil des linken Oberlappens zahlreiche, sehr derbe kleinere und größere Verdichtungsherde, die zum Teil zentral verkäst sind. Rechts sind alle drei Lappen fest miteinander verlötet. Unter- und Mittellappen und die unteren Teile des Oberlappens sind in eine zusammenhängende steinharte, grauschwarze, knirschende Schwiele verwandelt und stark geschrumpft. Im Seitenteil des Unterlappens innerhalb des indurierten grauschwarzen Gebietes große, schmierig belegte Zerfallshöhle. Im rechten Oberlappen zahlreiche, sehr derbe Verdichtungsherde, die zum Teil zentral verkäst sind. Die dem Herzen und den Gefäßen nahen Randteile beider Lungen sind fast frei von Veränderungen.

Die mikroskopische Untersuchung von Lungenschnitten (Prof. Schridde) ergab zwischen ausgedehnten keloidösen Bezirken einen tuberkulösen, verkästen Herd mit Riesenzellen.

Die chemische Untersuchung der formalingehärteten Lunge zeigt sehr deutlich den hohen Sandgehalt in allen Teilen.

	Unterlappen, sehr hart	Hilusgebiet, sehr hart	Oberlappen, etwas lufthaltig	Rest, hart
Wasser	75,80	76,95	82,88	79,11
Trockensubstanz . . .	24,20	23,05	17,12	20,89
Eiweiß.	17,30	18,05	11,26	14,74
Asche	1,46	1,66	1,27	1,70
Sand	0,91	0,99	0,71	0,98
Kohlenstaub	0,40	0,17	0,24	0,28

Die stark indurierten Lungenteile sind reich an Trockensubstanz, Eiweiß, Asche und Sand. Der Kohlenstaubgehalt wechselt regellos und ist verhältnismäßig gering.

Also auch hier besteht eine Verbindung von ausgedehnten schweren Staubindurationen mit Tuberkulose, eine typische Tuberkulosilikose. Ein Spontanpneumothorax, wie er hier beobachtet wurde, ist ein nicht seltener Endausgang der Tuberkulosilikose, den wir im ganzen viermal beobachtet haben.

Wir beschränken uns hier auf diese Beispiele; über andere Fälle soll nach Abschluß der histologischen Untersuchung berichtet werden. Die mitgeteilten Befunde geben folgendes Bild:

Die feinknotigen Formen der Staublunge bieten im allgemeinen klinisch und histologisch keinen Anhalt für die Mitwirkung einer tuberkulösen Infektion. Auch der Tierversuch in den Fällen 2, 4 und 11 fiel negativ aus.

In anderen Fällen kleinknotiger Staublunge gehen Staubinduration und Tuberkulose nebeneinander her, sind im allgemeinen voneinander abgrenzbar (Nr. 13).

Es gibt Fälle schwerster fortschreitender Lungeninduration bei Gesteinshauern, in denen weder histologisch noch durch Tierversuch sich die Mitwirkung einer Tuberkulose erweisen läßt (Nr. 6, 7 und 8). Der Fall 9 führt nach der histologischen Untersuchung zur gleichen Beurteilung. Ein Tierversuch mit Leichenmaterial konnte hier nicht angestellt werden. Er zeigt weiter, daß der Indurationsprozeß nach Aufhören der Staubeinatmung fortschreiten kann, ohne daß Beweise für Tuberkulose vorliegen.

Es kann anderseits klinisch und histologisch das gleiche Bild der reinen Staublunge gefunden werden, während der Tierversuch und die Züchtung für die Anwesenheit von Tuberkelbazillen sprechen (Nr. 10). Es ist also zurzeit die Möglichkeit nicht von der Hand zu weisen, daß auch in histologisch unverdächtig erscheinendem induriertem Gewebe Tuberkelbazillen enthalten sind und an der Entstehung der groben fibrösen Verdichtungen mitgewirkt haben, wie es die südafrikanischen Untersucher, und auch Hübschmann, Ickert, annehmen.

Nicht selten sind die Fälle, wo der Pathologe bei ausgedehnten silokotischen Prozessen an ganz vereinzelten Stellen tuberkulöse Herde findet. Die Frage ist hier schwer zu beantworten, ob die Tuberkulose sich auf diese einzelnen nachweisbaren Herde beschränkt oder auch bei der Entstehung der silikotischen Schwielen mitgewirkt hat. (Nr. 12.)

Häufig finden sich Fälle schwerer Staublunge, in denen histologisch eine innige Vermischung von Tuberkulose und Staubinduration nachzuweisen ist. Klinisch können solche Erkrankungen zunächst das Bild einer reinen Staublunge bieten, um im weiteren Verlauf in eine offene Tuberkulose überzugehen. Mitunter bleibt aber bis zum Tode klinisch das Bild der reinen Staublunge bestehen und erst die Autopsie deckt die Mitwirkung der Tuberkulose auf. (Nr. 14, Sch.[1] und andere später mitzuteilende Beobachtungen.) In solchen Lungen finden wir meist neben typischen jüngeren käsig-pneumonischen indurationsfreien Herden Bezirke, in denen staubreiche fibröse Prozesse und kleine käsig-pneumonische Bezirke so innig gemischt sind, daß eine annähernd gleichzeitige Entstehung anzunehmen ist, und schließlich rein indurative bzw. hyalin umgewandelte Bezirke, die histologisch keine sicheren tuberkulösen Veränderungen erkennen lassen, makroskopisch aber durch ihre marmorierte Zeichnung sich den vorher beschriebenen Bezirken nähern.

---

[1] Sch.: Fall 3 der Arbeit von Eickenbusch: Beitr. Klin. Tbk. **64** (1926).

Klinische Beobachtungen
über den Verlauf der Staubinduration.

Dem Bericht über den Verlauf länger beobachteter Fälle von Staubinduration seien einige Angaben über die Häufigkeit der Erkrankung
vorangeschickt. Bei einer von der Ruhrknappschaft Anfang 1929 ver-
anlaßten Untersuchung von 254 arbeitenden Gesteinshauern in unserer
Röntgenabteilung ergab sich folgendes Bild:

Tabelle 8.

Dauer der Gesteinsarbeit Jahre	Zahl der unter-suchten Hauer	Beginnende Verände-rungen (unsicher)	Leichte Verände-rungen (feine Fleckung)	Mittlere Verände-rungen mit beginnender Konfluenz	Schwere Verände-rungen	Summe der posi-tiven Fälle	In %
0— 4,9	67	3	1	2	0	6	9
5— 9,9	102	6	14	0	0	20	20
10—14,9	59	4	12	4	1	21	35,6
15—19,9	21	2	5	5	0	12	57,1
20—26	5	1	2	1	0	4	80
Zusammen:	254	16	34	12	1	63	25

Die Übersicht zeigt, daß, wie allgemein bekannt, die Veränderungen
mit zunehmender Arbeitsdauer häufiger werden. Meist handelt es sich
nur um leichte Veränderungen ohne klinische Krankheitszeichen. Bei
längerer Arbeitszeit begegnen wir auch mittelschweren Veränderungen
etwas öfter, während schwere Verdichtungen nur einmal in dieser Untersuchungsreihe beobachtet wurden. Naturgemäß sind Kranke mit schweren Verdichtungen im allgemeinen nicht mehr zur Gesteinsarbeit fähig
und haben diese bereits früher aufgegeben. Wir treffen sie wesentlich
häufiger bei der Untersuchung älterer arbeitsunfähiger Gesteinshauer.

Das Gesamtergebnis stimmt annähernd überein mit dem der gleichzeitig in anderen Krankenhäusern des Ruhrgebietes auf Veranlassung
der Knappschaft durchgeführten Untersuchungen. Nach dem umfas-
senden Bericht von Schürmann[1] fanden sich röntgenologisch nachweisbare Staubindurationen unter 3318 untersuchten arbeitenden Gesteinshauern in 19,4%; bei 886 Leuten, die sich zur Zulassung als Gesteinshauer meldeten, aber früher bereits teilweise als Gesteinshauer
gearbeitet hatten, in 23,6%. In unserer eigenen Statistik beträgt die
Zahl 25%. Die Übereinstimmung verschiedener unabhänig voneinander
angestellter Untersuchungen spricht für die Verwertbarkeit der Zahlen.

---

[1] Schürmann: Gewerbestaub, seine Bekämpfung unter besonderer Berück-
sichtigung der gesetzlichen Maßnahmen usw. In: „Die gewerbliche Staublungenerkrankung". Beih. 15 zum Zbl. Gewerbehyg.

Eine größere Häufigkeit erlangt die Staubinduration erst nach längerer Berufstätigkeit. Bei 10—15jähriger Tätigkeit beobachteten wir in 35,6% Staubveränderungen. Aber auch nach kurzer Tätigkeit findet man gelegentlich schon deutliche Staubindurationen. Ein Gesteinshauer hatte schon nach 2jähriger Tätigkeit mittelschwere Veränderungen, nach 3jähriger Tätigkeit fanden sich einmal beginnende, einmal mittelschwere Veränderungen. Im ganzen wies die Gruppe mit 1—5jähriger Berufstätigkeit in 9% röntgenologische Staubveränderungen auf.

Von den 63 Leuten unserer Untersuchungsreihe mit Staubindurationen hatten 9 = 14% eine Bronchitis, meist trockener Art. Die Bronchitis gehört also, wenigstens in unserer Gegend, nicht zu den häufigen Symptomen der Staublunge. Im Gegenteil ist der auskultatorische Befund bei den leichten und mittelschweren Staublungen meist negativ. Immerhin findet sich eine Bronchitis bei den Leuten mit Staubinduration häufiger als bei denen ohne solche: von 191 Leuten ohne Staubinduration hatten nur 11 = 5,7% eine Bronchitis.

Beobachtungen an Krankenhauspatienten ergeben, wie wir schon früher zeigten, wesentlich häufiger Staubveränderungen bei Gesteinshauern. Die bis Ende 1928 durchgeführte Statistik an Kranken unserer inneren Abteilung ergab folgendes Bild:

Tabelle 9.

Dauer der Gesteinshauertätigkeit	Zahl der Untersuchten	Staubinduration vorhanden bei	In %
1— 9,9 Jahre	296	112	38
10—19,9 ,, ...	232	128	55
20—20,9 ,, ...	78	52	67
über 30 ,, ...	11	9	82
Zusammen:	617	301	49

Die Prozentzahl der positiven Fälle ist also etwa doppelt so groß (49%) als bei den arbeitenden Gesteinshauern (25%). Eine wesentlich größere Häufigkeit zeigt sich besonders bei den Gruppen mit kürzerer Arbeitszeit.

Diese Häufung positiver Fälle bei den Krankenhauspatienten erklärt sich leicht: Es kommen nicht die Gesunden, Arbeitsfähigen ins Krankenhaus, sondern die Kranken, darunter viele Staubkranke. Es kommen besonders viel ältere Leute, Berginvaliden, die zum Teil gerade wegen ihrer Staublunge invalidisiert worden sind. Unter den älteren Bergleuten sind viele, die vor langer Zeit mehrere Jahre lang Gesteinshauerarbeiten verrichtet haben, damals vielleicht noch keine nachweisbare Staubfibrose hatten, aber auf Grund der im Laufe der Jahre abgelagerten Staubmengen später typische Staubveränderungen bekommen. So dürfte sich die Häufigkeit von Staubindurationen auch bei kürzerer Arbeitsdauer erklären.

Die Statistiken an arbeitenden Gesteinshauern und an Gesteinshauern im Krankenhaus ergänzen sich gegenseitig. Die an letzteren gewonnenen Zahlen dürfen nicht verallgemeinert werden, da sie auf einem ganz besonders zusammengesetzten Beobachtungsmaterial beruhen. Die Statistik an arbeitenden Gesteinshauern ist aber insofern einseitig, als sie alle diejenigen nicht erfaßt, die bereits wegen Krankheit (darunter auch Staubkrankheit) die Arbeit früher aufgegeben haben.

Viele Gesteinshauer arbeiten nur einige Jahre als solche und vorher oder nachher als Kohlenhauer. Wie wir später noch ausführen (S. 137), finden sich bei den Kohlenhauern Staubindurationen weit seltener, meist nur in leichtester Form. Um den Einfluß zu prüfen, den die an die Gesteinshauertätigkeit sich anschließende Arbeit als Kohlenhauer etwa hat, haben wir die im Krankenhaus beobachteten Gesteinshauer in zwei Gruppen getrennt, solche die nur als Gesteinshauer, und solche die daneben noch längere Zeit als Kohlenhauer gearbeitet haben. Dabei zeigten sich Staubveränderungen in folgendem Prozentsatz:

Tabelle 10.

Dauer der Tätigkeit als Gesteinshauer	Staubinduration bei reinen Gesteinshauern in %	Staubinduration bei Arbeitern mit gemischter Tätigkeit in %
1—10 Jahre	27	39
über 10 Jahre	61	59

Während nach längerer Tätigkeit als Gesteinshauer bei reinen Gesteinshauern und solchen mit gemischter Tätigkeit die Staubindurationen ungefähr in gleicher Häufigkeit vorkommen, finden sich nach kürzerer (0—10jähriger) Gesteinstätigkeit die Staubveränderungen häufiger bei solchen Leuten, die daneben noch als Kohlenhauer gearbeitet haben, 39% gegen 27%. Wir hatten aus derartigen Beobachtungen geschlossen, daß bei vorangehender Steinstaubeinatmung eine nachträgliche Kohlenstaubeinatmung die Lungenschädigung nicht unbeträchtlich vermehrt. Anatomische und chemische Untersuchungen ergaben, daß bei stärkerer Staubinduration sekundär besonders große Mengen von Kohlenstaub abgelagert werden können. Unsere statistische Beobachtung konnte im gleichen Sinne sprechen. Aber da wir heute wissen, daß auf Grund früher eingeatmeter Staubmengen sich später nach Aufgabe der Gesteinshauertätigkeit noch eine Staubinduration entwickeln kann, so müssen wir die Möglichkeit zugeben, daß die größere Häufigkeit der Staublunge bei nachfolgender Kohlenhauertätigkeit dadurch hervorgerufen wird, daß in der Zwischenzeit sich aus latenten manifeste Staublungen entwickelt haben. Wir möchten unter diesen Umständen die Frage noch für unentschieden halten, ob nachträgliche Kohlenhauertätigkeit einen wesentlich verschlimmernden Einfluß auf die Staubschädigung ausübt. Bei den heutigen Abbaumethoden ist allerdings auch der Kohlenhauer gelegentlich der Gesteinsstaubeinwirkung ausgesetzt; deshalb wird es immerhin wünschenswert sein, den Brauch beizubehalten, daß der wegen Staublunge aus der Gesteinshauertätigkeit herausgenommene Arbeiter auch nicht zu der Tätigkeit „vor Ort" verwandt wird, sondern an Stellen beschäftigt wird, wo er keiner wesentlichen Staubeinwirkung ausgesetzt ist.

4*

Die folgenden Untersuchungen über den Verlauf der Staubinduration erstrecken sich wieder großenteils auf Krankenhauspatienten. Dadurch erhält das Beobachtungsmaterial den oben geschilderten besonderen Charakter, es überwiegen die schweren Erkrankungen und die höheren Altersstufen. Unsere zahlenmäßigen Ergebnisse sind daher nicht ohne weiteres auf die Allgemeinheit zu übertragen. Aber sie geben doch einen Einblick in den Krankheitsverlauf der einzelnen Stadien. Das Urteil über ein etwaiges Fortschreiten der Krankheit muß sich bei der Unsicherheit der klinischen Symptome größtenteils auf den Röntgenbefund stützen. Ein Vergleich ist hier nur möglich, wenn die Röntgenbilder gut und unter annähernd den gleichen Bedingungen gemacht sind. Diese Einschränkung bedingt, daß ältere Röntgenaufnahmen aus der Zeit der Röntgenplatten nur mit großer Vorsicht zu benutzen sind. Massive Verdichtungen erscheinen zwar auch auf den Platten mit fast der gleichen Schärfe wie auf den heutigen Filmen. Die Feinheiten der Lungenzeichnung, eine beginnende feine Fleckung, geben sich auf den Platten dagegen lange nicht so deutlich zu erkennen wie bei der jetzigen Technik. Für die Verfolgung der beginnenden Formen sind daher die älteren Platten nur selten geeignet. Wir haben dafür fast nur die Fälle der letzten Jahre verwerten können, uns daher auf eine verhältnismäßig kurze Beobachtungszeit beschränken müssen, während von den vorgeschrittenen Formen manche 5 Jahre und länger verfolgt worden sind. Und auch bei der heutigen Technik muß man eingedenk sein, daß Änderungen der Aufnahmebedingungen sehr erhebliche Unterschiede der Bilder erzeugen können. Man soll sich daher bei der Beurteilung der Frage des Fortschreitens oder der Rückbildung nur auf erhebliche Unterschiede verlassen, sonst können leicht Trugschlüsse entstehen.

In einer kurzen Mitteilung aus dem Jahre 1926[1] hatten wir bereits die ersten Ergebnisse unserer damaligen Beobachtungen veröffentlicht. Sie gaben im allgemeinen eine Bestätigung der südafrikanischen Beobachtungen von der Häufigkeit des Fortschreitens der Krankheit und zeigten, daß im Laufe der Jahre bei der Staubkrankheit recht oft eine Tuberkulose erkennbar wird. Wir bringen jetzt eine ausführlichere Darstellung der wesentlich erweiterten und länger durchgeführten Untersuchungen, die im allgemeinen das damals gewonnene Bild bestätigen.

Um die Übersicht zu erleichtern, sind die etwa 150 länger beobachteten Gesteinshauer mit Staubindurationen in drei Gruppen geteilt, je nach dem Stadium der Staubveränderungen, in dem deren Träger zuerst in unsere Beobachtung gelangten.

Die erste Gruppe umfaßt die Fälle mit beginnenden Staubveränderungen: Vermehrung der Lungenzeichnung, Wabenbildung, Vergrößerung der Hilusschatten, doppelte Konturierung der Bronchien, Verdickung der vom Hilus zum Zwerchfell ziehenden Stränge. Erster Beginn der Fleckung.

---

[1] Böhme u. Lucanus: Dtsch. med. Wschr. **1926**, Nr 38.

In die zweite Gruppe sind die Fälle mit ausgedehnter feiner Fleckung beider Lungenfelder zusammengefaßt.

In die dritte (in dieser Beobachtungsreihe größte) Gruppe sind alle Fälle eingeordnet, in denen außer der feinen Fleckung eine Schwielenbildung feststellbar ist.

Der Übergang der Gruppen ineinander ist fließend, die Zuteilung eines Krankheitsfalles zu einer bestimmten Gruppe daher oft nicht frei von Wilkürlichkeiten. Auch die Abgrenzung beginnender Staubveränderungen vom Normalbild und noch mehr von anderen krankhaften Prozessen ist naturgemäß nicht scharf.

Erste Gruppe. Es ist allgemein bekannt, daß die chronische Bronchitis, die kardiale Stauung, mitunter auch eine ausgedehnte abgeheilte tuberkulöse Infektion ganz ähnliche Bilder wie die beginnende Staublunge erzeugen kann: Hilusvergrößerung, Verbreiterung der vom Hilus ausgehenden Stränge, Fortsetzung der Lungenzeichnung bis zum Brustkorbrande, Bildung eines feinen Maschenwerks. Nur wenn wir die eben genannten Ursachen ausschließen können, anderseits längere Quarzstaubeinatmung sichergestellt ist, können wir aus einem solchen Röntgenbild den Verdacht auf beginnende Staubveränderungen herauslesen. Kaestle hat darauf hingewiesen, daß seit Verbesserung der Röntgentechnik sich in diesem Frühstadium stets auch schon wenigstens einzelne Flecke nachweisen lassen. Das trifft sicher sehr oft zu. Aber auch diese schließen die Verwechselung mit bronchitischen bzw. peribronchitischen Veränderungen oder kleinen abgekapselten tuberkulösen Herden nicht völlig aus, wie autoptische Befunde uns gelehrt haben. Und wir müssen zugeben, daß in manchen unserer Fälle die Röntgendiagnose einer beginnenden Staubveränderung nur eine Wahrscheinlichkeitsdiagnose ist. Die Hilusvergrößerung will Kaestle späteren Stadien vorbehalten wissen. In unserem Gebiete sehen wir sie oft genug auch bei beginnenden Formen.

Das Bild der beginnenden Staublunge bei den Gesteinshauern in den Kohlengruben bekommt wohl dadurch ein besonderes Gepräge, daß neben dem Gesteinsstaub fast immer auch reichlich Kohlenstaub eingeatmet wird. Dieser wird besonders in den perivaskulären Lymphscheiden abgelagert, führt zu deren Verdickung und auch teilweise zu geringen fibrösen Reaktionen (siehe S. 24ff.). Bei Kohlenhauern nur selten, bei Gesteinshauern sehr häufig kommt es dann im weiteren Verlauf zur Bildung kleiner fibröser Knötchen, die oft von den Gefäßscheiden ausgehen. So erklärt es sich, daß wir gar nicht selten im Röntgenbilde perlschnurartig hintereinander gereihte kleinste Fleckchen im Verlaufe eines Astes der verstärkten Lungenzeichnung erkennen oder den Eindruck gewinnen, daß die Verästelungen des verstärkten Gefäßschattens vielfach fragmentiert sind. Bei reiner Steinstaubeinatmung ohne gleichzeitige Kohlenstaubbeimengung mag die Verstärkung der Lungenzeichnung mehr zurücktreten.

Zweite Gruppe. Das feinfleckige Stadium charakterisiert sich durch die Durchsetzung ausgedehnter annähernd symmetrischer Gebiete der Lungen mit kleinen Knötchen. Diese pflegen meist zuerst in den Mittelgeschossen und deren Nachbargebieten sich zu entwickeln, oft rechts früher und stärker als links, schließlich aber alle Lungenteile zu durchsetzen, wenn auch die Spitzen und die unteren seitlichen Teile oft geringer ergriffen zu sein scheinen als die übrigen.

Die Abgrenzung gegenüber der Miliartuberkulose ist klinisch leicht möglich, röntgenologisch ist die Fleckung der Staubinduration meist härter als die der Miliartuberkulose, hängt in ihrer Schattendichte im übrigen anscheinend stark ab von der Intensität der Staubeinwirkung (Kaestle)[1]. Besonders schattentiefe Fleckchen bieten oft die Lungenbilder von Schleifern dar, die am nassen Sandstein gearbeitet haben, oder von Arbeitern in Sandsteinbrüchen. Schwer vermeidbar sind Verwechslungen von Staublunge mit manchen, immerhin recht seltenen Formen fieberfreier disseminierter Tuberkulose gleicher Fleckengröße, wenn größere tuberkulöse Ausgangsherde nicht nachweisbar sind.

Sehr ähnliche Bilder können mitunter durch Stauung bei Herzfehlern auftreten. Die Fleckung kommt hier durch Ausfüllung zahlreicher kleiner Alveolarbezirke mit ausgetretenen Erythrozyten zustande.

Die Vermehrung der Lungenzeichnung, die im Beginn so deutlich ist, tritt mit der stärkeren Entwicklung der Knötchen mehr und mehr zurück, sie wird durch diese verdeckt.

Dritte Gruppe. Wir haben in unserer Arbeit alle Fälle hierher gerechnet, die im Röntgenbild neben der feinen Fleckung massive Schatten aufweisen, unabhängig von der Schwere der klinischen Erscheinungen.

Die erwähnten massiven Schatten bilden sich häufig zuerst infraklavikulär seitlich, also an derselben Stelle, wo die sogenannten tuberkulösen Frühinfiltrate häufig ihren Sitz haben. Man könnte daraus vermuten, daß auch bei der Staublunge diese infraklavikulären massiven Verdichtungen einer Mitwirkung des Tuberkelbazillus ihre Entstehung verdanken. Aber auch der andere Gedanke liegt nahe, daß der Staub ebenso wie die Tuberkelbazillen, die ja Gebilde gleicher Größenordnung sind, an gleichen Stellen der Lunge besonders leicht abgelagert werden. Bei weiterem Fortschreiten dehnen sich diese Verdichtungsprozesse meist nach unten aus und nehmen allmählich auch die seitlichen Teile der Mittelgeschosse ein, während die untersten Lungenabschnitte und die Gebiete zu beiden Seiten des Gefäßschattens oft lange frei bleiben, sogar infolge der hochgradigen Schrumpfung der indurierten Nachbargebiete ein ausgesprochenes Emphysem darbieten. Auch die Spitzen pflegen von groben Verdichtungen meist frei zu bleiben. Eine weitere Stelle, an der sich gern massive Verdichtungen bilden, und zwar oft frühzeitig, ist die Gegend seitlich von den unteren Hilusausläufern. Aber schließlich können sich überall massive Verdichtungen entwickeln, oft auch in asymmetrischer Weise.

Daß das Bild durch eine gleichzeitige Tuberkulose in der mannigfachsten Weise kompliziert werden kann, ist bekannt. Auf Einzelheiten sei erst später eingegangen.

---

[1] Kaestle: Fortschr. Röntgenstr. **37**, H. 3; **38**, H. 6.

In den Spätstadien der Staublunge fällt oft auf, daß die in den Indurationsprozeß weniger einbezogenen Teile, besonders die untersten Lungenabschnitte, nur in sehr geringem Maße noch die feine Fleckung erkennen lassen, die in den früheren Stadien so charakteristisch ist. Statt ihrer durchziehen dicke Bänder das strahlendurchlässige Gewebe. Zum Teil mögen die kleinen Flecke durch das kompensatorische Emphysem weggeleuchtet sein. Größtenteils sind früher vorhandene Verdichtungen durch Narbenzug in jene bandförmigen Schatten umgewandelt, aber auch Resorptionsprozesse mögen mitspielen, jedenfalls zeigt auch die Sektion ganz vorgeschrittener Fälle oft eine auffallende Armut der unteren Lungenteile an Indurationsherden und ebenso die chemische Untersuchung dieser Teile nur einen geringen Quarzgehalt.

In den folgenden Übersichten haben wir versucht, innerhalb der Gruppen die Leute, die weiter der Staubeinwirkung ausgesetzt waren, von denen abzutrennen, die die staubige Arbeit aufgegeben hatten, da anzunehmen ist, daß bei fortwirkender Staubschädigung die Staubinduration eher fortschreitet als im anderen Fall. Als staubige Tätigkeit in diesem Sinne ist die des Gesteins- und auch des Kohlenhauers betrachtet, während die „Reparaturhauer" meist eine annähernd staubfreie Tätigkeit verrichten. Immerhin können auch sie gelegentlich wohl der Einatmung von etwas Gesteinsstaub ausgesetzt sein. Feinen Sprengstaub können die Schießmeister einatmen, die die Gesteinssprengungen leiten.

Weiterhin sind nach Möglichkeit die Fälle mit aktiver Tuberkulose abgesondert. Wir werden allerdings sehen, auf welche Schwierigkeiten wir hier, besonders in der Gruppe 3 stoßen. Die Senkungszeit der roten Blutkörperchen ist nach Linzenmeier bestimmt worden.

Die Ergebnisse der mehrjährigen Beobachtung sind nach Möglichkeit in Tabellenform wiedergegeben. Viele Fälle erforderten eine etwas eingehendere Besprechung.

A. Bergleute mit beginnender Staubinduration (s. Tab. 11).

Die Mehrzahl der Fälle hat sich während der Beobachtungszeit nicht geändert. Das gilt sowohl für die Leute, die weiter als Gesteins- oder Kohlenhauer gearbeitet haben (Nr. 1—8), wie für die, die keine staubreiche Arbeit mehr verrichtet haben (Nr. 9—20). Von den acht weiter Arbeitenden ist bei zweien eine Zunahme der Verdichtungen festzustellen (Nr. 7 und 8). Bei B. (Nr. 7) entwickelt sich unter der dauernden Einwirkung von Kohlenstaub (vielleicht auch etwas Gesteinsstaub) im Verlauf von $2\,^1/_2$ Jahren aus den ersten röntgenologisch erkennbaren Veränderungen allmählich das typische Bild der feinfleckigen Staublunge. 1926 waren außer der Verdickung der vom leicht vergrößerten Hilus nach oben und unten gehenden Stränge nur einige kleine Flecke in der Nachbarschaft des Hilus nachzuweisen, 1 Jahr später eine deutliche feine Fleckung beider Lungenfelder, die 1929 noch intensiver geworden ist. Die gleichmäßige feine Fleckung der Lungenfelder schießt also innerhalb eines Jahres auf. S. (Nr. 8) zeigt 1926 neben verkalkten tuberkulösen Spitzenveränderungen die ersten Staubveränderungen im

Tabelle 11. Gesteinshauer mit
1. Weiter als Hauer

Name	Alter[1]	Berufs-tätigkeit	Vorgeschichte	Klinischer Befund
1. W. E.	38	12 J. St.[2]	Etwas Husten und Auswurf. Arbeitet weiter als Gesteinshauer.	Lungen o. B.
2. N. P.	45	22 J. St.	Arbeitet weiter als Gesteinshauer.	Geringe Bronchitis.
3. J. M.	25	5 J. St. 4 J. K.	Als Kind feuchte Pleuritis. Arbeitet dauernd vor Stein.	L. hinten unten unverschieblich, sonst Lungen o. B.
4. O. B.	41	20 J. St. 5 J. K.	Trockner Husten. Hat 1926 noch vor Stein gearbeitet. Seitdem keine Staubarbeit mehr. Fam. o. B.	26: Leichte Bronchitis. 29: Lungen o. B.
5. W. W.	40	12 J. St. 11 J. K.	Arbeitet weiter vor Kohle und Nebengestein.	Lungen o. B. Vitalkap. 3400. Senkg. $10^3/_4$ Std, Brustumfang 97 : 101. Tbk. 0.
6. H. Sch.	46	16 J. St. dann Kohlenhauer	Arbeitet weiter als Kohlenhauer. 1929 Reparaturhauer.	25: Unreines Atemgeräusch. 29: Vitalkap. 3000. Senkg. normal.
7. W. B.	38	ca. 3 J. St. 19 J. K.	Fam. o. B. Rheumatismus, Verdauungsbeschwerden. Kurzatmigkeit beim Steigen. Arbeitet weiter als Kohlenhauer.	26: Lungen o. B. Tbk. 0. 29: Vitalkap. 2750, Senkg. 2 Std., 21 Min. Lungen klinisch o. B., gut genährt.
8. K. S.	35	8 J. St. 6 J. K.	Seit 1924 trockener Husten, seit 1926 Atemnot bei Arbeit, Mai 1927 Berginvalide wegen Staublunge, arbeitet seitdem nicht mehr in staubigem Betriebe.	5. 12. 29: Brustumfang 90,5 : 94. Kein Sput. R. oben Schallverkürzung. Bds. oben verschärftes Atemgeräusch mit verlängertem Exspirium.
				2. Keine Hauerarbeiten
9. J. N.	41	20 J. K. u. St.		Regelrecht.
10. C. Sch.	51	13. J. St. 10 J. K.	Arbeitslos, später staubfreie Arbeit unter Tage.	26: diffuse Bronchitis. 29: Atemgeräusch rein. Luftmangel bei Arbeit.
11. F. P.	59	3 J. St. 30 J. K.	Reparaturhauer.	Emphysem.

[1] Bei Beginn der Beobachtung.   [2] St. = Gesteinshauer, K. = Kohlenhauer.

beginnenden Staubveränderungen.
haben gearbeitet:

Röntgenbefund bei der ersten Untersuchung	Röntgenbefund bei der Nachuntersuchung
6. 8. 26: Vermehrte Lungenzeichnung, stellenweise mit feiner Fleckung.	28. 6. 28: Unverändert.
18. 8. 25: Vermehrte Lungenzeichnung, teilweise wabig.	13. 7. 26: Unverädert.
28. 1. 26: Vcrmehrte Lungenzeichnung, Kalkflecke im linken Hilus.	7. 1. 28: Unverändert.
23. 6. 25: Vermehrte Lungenzeiçhnung mit ganz feiner Fleckung. Hilus verbreitert.	16. 9. 26: Unverändert. 18. 9. 29: Unverändert.
15. 12. 26: Vermehrte Lungenzeichnung. R. Hilus vergrößert. In seiner Umgebung und in der Lungenspitze einige kleine Flecke.	26. 8. 28: Unverändert.
24. 1. 25: Vermehrte Lungenzeichnung, in die stellenweise ganz kleine Flecke eingelagert sind. Kleine Zwerchfellverwachsungen. Kräftiges Herz.	1. 2. 29: Unverändert.
6. 10. 26: Starke Stränge vom Hilus nach oben und unten. Bds. neben dem leicht vergrößerten Hilus einige stecknadelkopf- bis linsengroße Flecke.	20. 10. 27: Lungenfelder großenteils fein gefleckt. Lungenzeichnung vermehrt. März 29: Fleckung intensiver und dichtcr geworden.
Nov. 26: In beiden Spitzenfeldern bis erbsengroße kalkhaltige Flecke. Stränge vom Hilus zur Spitze bds. vermehrt. R. infraklavikulär seitlich leichte Verschleierung. L. Herzrand unscharf. Kleine Kalkflecke bds. im Hilus und l. seitl. vom Herzen. Netzförmige Zeichnung und ganz feine Fleckung des r. Mittelgeschosses.	5. 12. 29: Beide Lungenfelder jetzt überall von einer feinen bis linsengroßen Fleckung durchsetzt, die rechts seitlich etwas dichter ist. Sonstiger Befund wie 1926.
mehr verrichtet. 12. 3. 25: Vermehrte Lungenzeichnung, beiderseits seitlich vom Hilus wabig mit einigen eingelagerten Flecken. R. Hilus verbreitert.	19. 6. 26: Unverändert.
12. 5. 26: Beiderseits vermehrte netzförmige Lungenzeichnung.	1. 2. 29: Unverändert.
5. 1. 25: Vermehrte wabige Lungenzeichnung. Hilus vergrößert. Dicke Stränge vom Hilus nach oben und unten. Kleine fleckige Einlagerungen an verschiedenen Stellen der Mittel- und Untergeschoße. Zahlreiche Zwerchfellverwachsungen. Zwerchfell tiefstehend.	29. 12. 27: Unverändert.

Tabelle 11

Name	Alter	Berufs-tätigkeit	Vorgeschichte	Klinischer Befund
12. K. B.	55	30 J. St.	Berginvalide,Reparatur-hauer. Vater an Tbk. †. 28: Bauarbeiter.	Adipositas. Lungen o. B. Auswurf Tbk. 0. 28: Leichte Kurzatmig-keit bei der Arbeit.
13. L. H.	53	15 J. K. u. St.	Büroangestellter seit 6 Jahren.	Lungen o. B.
14. J. H.	45	13 J. St. 13 J. K.	Von 26 ab Reparatur-hauer.	Lungen o. B. Adipositas.
15. E. Sch.	35	10 J. St. 8 J. K.	Arbeitet über Tage.	24: Lungen o. B. Vital-kap. 3500. Sput.Tbk. 0. Kyphoskoliose. 26: Tbk. 0, auch im Tierversuch.
16. A. G.	52	22 J. St. 9 J. K.	Berginvalide. Arbeitet nicht mehr.	Geringe trockene Bron-chitis. Senkg. $3^{1}/_{2}$ Std.
17. H. S.	50	16 J. St. 10 J. K.	Fam. gesund. Rheuma-tismus. Keine Atem-beschwerden. Seit 2 J. Reparaturhauer.	27: Lungen o. B. Um-fang 98:103. Vitalkap. 3100. 29: Atemnot bei Arbeit. Senkung normal. Lungen o. B.
18. R. E.	47	24 J. St. 1 J. K.	Etwas Kurzatmigkeit bei der Arbeit. 1925: Berginvalide, ar-beitet seitdem über Tage.	25: Lungen klinisch o. B. Spärlich Auswurf. Tbk. 0 (mikroskop. u. Tiervers.). 26: Tbk. 0 (mikroskop. u. Tiervers. 29: Tbk. 0, Vitalkap. 2000. Senkg. 5 Std. Gut genährt. Thoraxumfang 89:93. Atemnot. Lungen klinisch o. B.
19. J. B.	56	30 J. K. u. St.	Trockener Husten.	Lungen o. B.
20. W. B.	42	15 J. St.	Seit 1927 Atemnot, trockener Husten, Fam. o. B. Gibt 1927 die Staubarbeit auf.	5. 12. 27: Bronchial-asthma. Trockene Bron-chitis mit Eosinophilie. 29: Umfg. 93:100 cm. Senkg. 12 Std. Vital-kap. 3000 ccm. Lungen-befund unverändert. Blutdruck 155 mm Hg.

(Fortsetzung).

Röntgenbefund bei der ersten Untersuchung	Röntgenbefund bei der Nachuntersuchung
3. 9. 26: Erheblich vermehrte Lungenzeichnung, die an einzelnen Stellen ganz feine Flecke eingelagert enthäit. Herz verbreitert. Hochstehendes Zwerchfell.	26. 6. 28: Unverändert.
11. 4. 27: Vermehrte Lungenzeichnung, teilweise wabig. Hilus vergrößert. Herz etwas verbreitert.	27. 6. 28: Unverändert.
10. 5. 26: Hochstehendes Zwerchfell. Querstehendes etwas breites Herz. Vermehrte Lungenzeichnung, in die stellenweise kleine Flecke eingelagert sind.	21. 7. 27: Unverändert.
8. 11. 24: Vermehrte Lungenzeichnung, die rechts netzförmig ist und dort stellenweise kleine fleckige Einlagerungen zeigt.	3. 9. 26: Unverändert.
5. 10. 26: Stark vermehrte, größtenteils netzförmige Zeichnung, in die kleine Flecke eingelagert sind. Lungenwurzeln verbreitert.	14. 2. 29: Unverändert.
7. 3. 27: Stark vermehrte Lungenzeichnung, im Mittel- und Untergeschoß wabig mit zahlreichen ganz feinen eingelagerten Flecken. Hilus rechts verbreitert. Herz hypertrophisch.	12. 1. 29: Flecke zahlreicher und größer, beginnen seitlich zu konfluieren. Spitzen frei. Zahlreiche kleine Verwachsungen an Zwerchfellkuppen. 16. 1. 30 wie 1929.
23. 3. 25: Bds. Mittel- und Obergeschoß ganz leicht gefleckt. Hilus verbreitert. Kräftiges Herz (s. Abb. 10a).	23. 6. 26: Unverändert. 31. 1. 29: Beide Lungenfelder in ganzer Ausdehnung mit Einschluß der Spitzen von zahlreichen Flecken durchsetzt. Konfluenz in den seitlichen Teilen und neben den unteren Hilussträngen. Zwerchfellverwachsungen (s. Abb. 10b).
1. 10. 26: Bds. Untergeschosse von vermehrter Zeichnung und feiner Fleckung durchsetzt.	5. 7. 28: Unverändert.
5. 12. 27: Vermehrte bis zur seitlichen Brustwand reichende, größtenteils netzförmige Lungenzeichnung, in die stellenweise kleine Flecke eingelagert sind. Etwas breites Herz.	10. 1. 30: Unverändert.

Tabelle 11

Name	Alter	Berufs-tätigkeit	Vorgeschichte	Klinischer Befund
21. O. K.	47	22 J. St.	F. o. B. 1920 trockene Pleuritis. 26: Husten trocken. Bruststiche, Luftmangel. 26: noch $^1/_2$ Jahr als Schießmeister gearbeitet, seitdem als Bremser bis jetzt.	3. mit offener 26: L. Fossa supracl. verkürzt, auskult. o. B. Vitalkap. 2500. Auswurf mikrosk. Tbk. 0. 27: Tiervers. Tbk. +. 28: Tiervers. Tbk. +. mikrosk. 0. Gewichtsabnahme, Dyspnoe.
22. B.	52	10 J. St. 18 J. K.	1910 Rippenfellentzündung. Seit 1924 kurzatmig, Husten u. Auswurf. Fam. o. B. Arbeitet nicht mehr.	Lungen klinisch o. B. 26: Sputum mikrosk. Tbk. 0, Tiervers. +. 28: Tbk. 0 (mikrosk. u. Tiervers.).
23. T.	39	20 J. St.	Ischias. Seit $^3/_4$ Jahr zeitweise Husten. Auswurf, Atemnot.	26: Tiefstand d. Lungengrenzen, sonst o. B. 29: Pyopneumothorax r. Stinkendes Sput. Tbk. 0.

rechten Mittelgeschoß. 1929 besteht eine typische feinfleckige Staublunge; die alten tuberkulösen Spitzenherde sind röntgenologisch völlig unverändert und auch klinisch nicht aufgeflackert. S. hatte nur noch $^1/_2$ Jahr nach der ersten Untersuchung als Gesteinshauer gearbeitet.

Unter den zwölf nicht mehr der Staubeinwirkung ausgesetzten Leuten ist eine Zunahme in zwei Fällen festzustellen (17 und 18). Bei S. (Nr. 17) findet sich 1927 eine starke Vermehrung der Lungenzeichnung mit zahlreichen ganz feinen eingelagerten Flecken. 1929 sind die Flecke zahlreicher und größer und beginnen seitlich zu konfluieren. Zahlreiche kleine Zwerchfellverwachsungen sind entstanden. S. hat als Reparaturhauer weiter gearbeitet. Es ist nicht ausgeschlossen, daß er gelegentlich noch etwas Gesteinsstaub dabei eingeatmet hat. Für Tuberkulose weder klinisch noch röntgenologisch Anhaltspunkte. Tierversuch mehrfach negativ.

Bei El. (18), der nach der ersten Untersuchung nicht mehr unter Tage gearbeitet hat, ist im Laufe von 4 Jahren eine starke Zunahme der Fibrose eingetreten (siehe Abb. 10a und b). Während 1925 nur eine eben erkennbare Fleckung der Mittel- und Oberfelder vorlag, sind jetzt beide Lungen sehr dicht von kleinen Flecken durchsetzt, die in den Seitenteilen und seitlich von den unteren Hilusausläufern in typischer Weise zu konfluieren beginnen. Zunahme der Thoraxstarre und der Atemnot,

(Fortsetzung).

Röntgenbefund bei der ersten Untersuchung	Röntgenbefund bei der Nachuntersuchung
Tuberkulose.	
23. 4. 26: Lungenwurzeln verbreitert. Im Mittel- und Untergeschoß vermehrte netzförmige Lungenzeichnung, in die stellenweise kleine Flecke eingelagert sind. Derbe Stränge beiderseits vom Hilus zum medialen Teil des Zwerchfells.	19. 11. 27: Die kleinen, in die Lungenzeichnung eingelagerten Flecke zahlreicher geworden. R. infraklavikulär bis erbsengroße Flecke. Zwerchfellverwachsungen rechts. 23. 5. 28: wie 27.
26. 6. 26: Vermehrte, stellenweise wabige Lungenzeichnung. Hilus vergrößert. Starke Stränge zum Zwerchfell. R. zwischen 1. und 3. Rippe kleine Flecke in der Lungenzeichnung. Kalkflecke in der rechten Spitze. Im 1. l. Zwischenrippenraum einige erbsen- bis bohnengroße Flecke.	28: Unverändert.
5. 1. 26: Bds. verbreiterter fleckiger Hilus mit Kalkeinlagerungen. R. Lungenzeichnung verstärkt. Dicke Stränge vom rechten Hilus zum Zwerchfell. R. infraklavikulär seitlich kleines Infiltrat. Bds. stellenweise feine Fleckung.	11. 4. 29: Pyopneumothorax. Grobfleckige Herde der rechten Lunge und des linken Oberfeldes. Kaverne des infiltrierten rechten Unterlappens. Autopsie: Staublunge mit Tbk. Tuberk. Pyopneumothorax rechts.

Abnahme der Vitalkapazität deuten klinisch die Verschlimmerung an, während Auskultation und Perkussion nur eine Lungenblähung erkennen lassen. Weder der klinische Befund noch die häufigen Sputumuntersuchungen geben einen Anhalt für eine tuberkulöse Infektion. Die Zunahme der Fibrose ist daher wohl der Wirkung des nach 24jähriger Gesteinshauertätigkeit in der Lunge bereits abgelagerten Gesteinsstaubes zuzuschreiben.

Eine manifeste Tuberkulose ist in den Fällen 21—23 nachgewiesen. Bei 21 und 22 waren die röntgenologischen Veränderungen nur sehr gering. Weder sie, noch die klinischen Erscheinungen boten einen bestimmten Anhaltspunkt für Tuberkulose. Erst der Tierversuch erwies die tuberkulöse Erkrankung. Bei 21 wurden die röntgenologischen Veränderungen zuerst etwas deutlicher, dann blieben sie stationär, trotzdem der Tierversuch auch bei der Wiederholung wieder positiv ausfiel und Abnahme des Gewichts auch klinisch auf Tuberkulose hindeutete. Bei 22 blieb der geringe Befund unverändert, der zweite Tierversuch, zwei Jahre nach dem ersten, fiel negativ aus.

Ob hier neben der Tuberkulose überhaupt Staubveränderungen der Lungen vorliegen, kann nicht entschieden werden. Die gleichmäßige Vermehrung der Lungenzeichnung läßt daran denken. Jedenfalls zeigen die Erkrankungen, daß leichte tuberkulöse Veränderungen und beginnende Staubinduration gelegentlich ganz ähnliche Bilder hervorrufen können.

Im Fall 23 waren 1926 nur ganz geringe Veränderungen da. Ein infraklavikulärer Herd ließ eine Tuberkulose vermuten; ob die außerdem vorhandenen feinen Flecke auf Staub oder Tuberkulose zu beziehen seien, blieb zweifelhaft. Die Autopsie 1929 durch Dr. di Biasi zeigte, daß sowohl Staubveränderungen wie Tuberkulose vorlagen und daß seit 1926 ausgedehnte Verdichtungsprozesse entstanden waren, die der Zusammenwirkung beider schädigenden Faktoren zuzuschreiben waren.

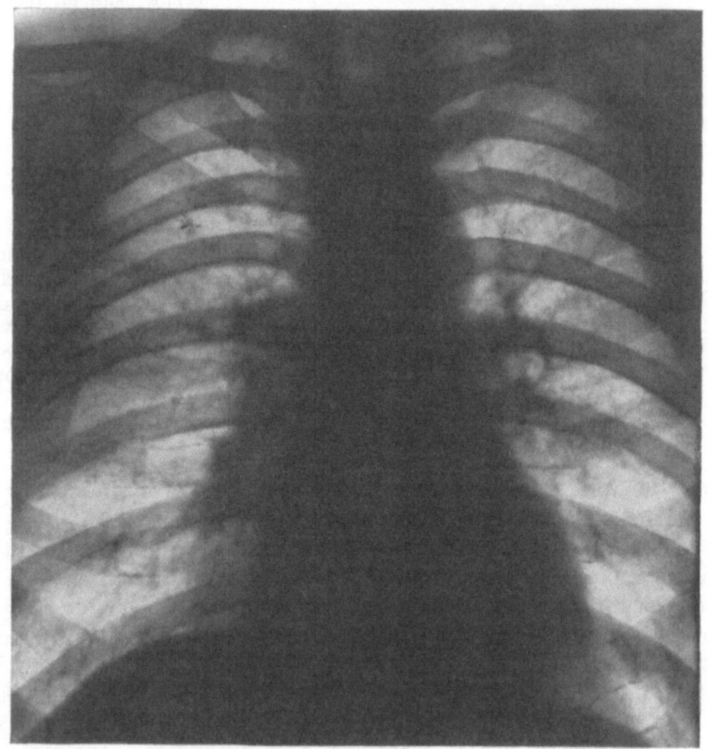

Abb. 10a.

Tabelle 12. Übersicht über den Verlauf der beginnenden Silikose.

	Zunahme der Fibrose:	Davon sind verstorben:
8 Weiterarbeitende	2	0
12 Nichtarbeitende	2	0
3 Tuberkulöse	1	1
Sa. 23	5	1

Unter den aufgeführten 23 Fällen mit beginnenden — zum Teil zweifelhaften — Staubveränderungen haben also fünfmal die Ver-

dichtungen innerhalb der Beobachtungszeit von meist 2—3 Jahren zugenommen. Einer von diesen fünf Fällen wies eine offene Tuberkulose
auf, die vier anderen boten keine Anzeichen einer aktiven Tuberkulose.
Die Zunahme erfolgte in den Fällen 17 und 18 nach Aufgabe der Arbeit.

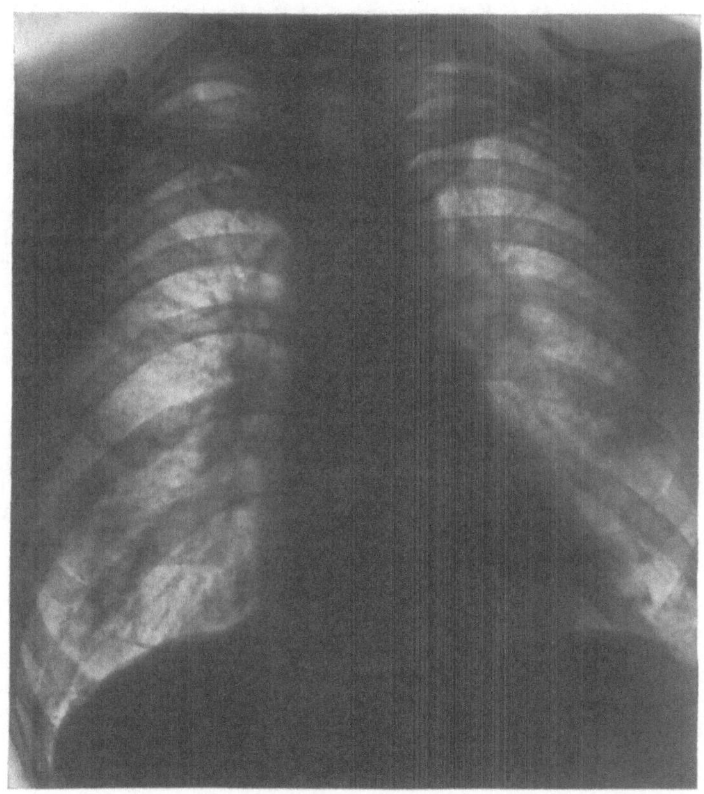

Abb. 10 b.

B. Gesteinshauer
mit ausgesprochen feinfleckiger Staubinduration.

a) Weiterarbeitende Gesteinshauer mit feinknotiger Silikose.

Der weiteren Einwirkung von Staub waren nach Feststellung der
Staublunge vier Fälle (24—27) ausgesetzt. Bei den drei ersten Fällen ist,
wohl infolge der fortgesetzten Staubeinwirkung, eine Verschlimmerung
eingetreten, bei Nr. 27 dagegen trotz dauernder Gesteinsarbeit nicht
(siehe Tabelle 13).

Soweit aus diesen vier Fällen ein Urteil möglich ist, sprechen sie
dafür, daß dann, wenn einmal eine feinfleckige Staublunge besteht,
weitere Staubarbeit öfter zu einer langsamen Zunahme des Prozesses
innerhalb einiger Jahre führt, daß aber auch mitunter nach 4jähriger

Tabelle 13. Gesteinshauer
1. Bei Fortsetzung

Name	Alter	Berufstätig-keit	Vorgeschichte	Klinischer Befund
24. E. L.	43	1 J. St. 18 J. K. und Neben-gestein.	Keine Lungenbe-schwerden. 1 Bruder Staublunge, sonst F. o. B. Arbeitet weiter vor Kohle u. Neben-gestein.	26: Fettleibig. Lungen klinisch o. B. Vitalkap. 3600. Kein Auswurf. 1928: Etwas kurzluftig beim Steigen. Vitalkap. 3500. Umfang 93 : 100. Senkung 9 Std.
25. J. v. d. S.	50	17 J. St. 13 J. K.	Seit $1^1/_2$ Jahr Atem-not und Herzklopfen. F. o. B. Arbeitet bis 27 als Schießmeister.	25: Thorax etwas starr. Lungen sonst o. B. Vital-kap. 3000. Kein Auswurf. 26: Atemgeräusch bei-derseits oben verschärft, 29: Etwas kurzatmig. Vitalkap. 3000. Umfang 98 : 103. Senkung $4^1/_2$ Std. Sput. Tuberkelbaz. 0.
26. F. W.	42	15 J. St. 4 J. K.	25. Beschwerdefrei. 26. Schießmeister, spä-ter Reparaturhauer.	25: Lungen o. B. Kein Auswurf. 27: Etwas Husten und Kurzluftigkeit bei Witterungswechsel.
27. H. G.	40	9 J. St. 12 J. K.	25. Beschwerdefrei. Arbeitet danach dau-ernd weiter als Ge-steinshauer (mit Maske).	25: Lungen o. B. Adipositas. 26: Tuberkelbaz. 0 (mi-krosk. u. Tierversuchg, 29: Mitunter kurzatmi). viel Husten. Bronchitis. Umfang 100 : 105. Sput. Tuberkelbaz. 0 (mikrosk. u. Tierversuch). Vital-kap. 3250. Senkg. 6 Std.

Staubarbeit keine Verschlimmerung eingetreten zu sein braucht, vielleicht hier unter Mitwirkung der Schutzmaske.

b) Feinfleckige Silikose mit Tuberkulose.

Es sei jetzt zunächst über 7 im Stadium der feinen Fleckung fest-
gestellte Lungenveränderungen berichtet, bei denen der weitere Verlauf
eine offene Tuberkulose erwies oder doch klinisch eine tuberkulöse Erkrankung sehr wahrscheinlich machte.

Nr. 28. Fr. Ba., 50 Jahre, 7 Jahre Kohle, 13 Jahre Stein.

Seit 1 Jahr Luftmangel, Husten. Tiefstehende Lungengrenzen. Geringe
Schallverkürzung beiderseits oben, links mehr als rechts. Leises Atemgeräusch
ohne Nebengeräusche. Röntgenaufnahme 16. IX. 1925: Leichte Fleckung

im feinfleckigen Stadium.
der Staubarbeit.

Röntgenbefund bei der ersten Untersuchung	Röntgenbefund bei der Nachuntersuchung
23. 9. 26: Beide Lungenfelder in ganzer Ausdehnung mit Einschluß der Spitzen von zahlreichen hirsekorngroßen Flecken durchsetzt. Hilus etwas breit. Dicke Stränge beiderseits vom Hilus zum Zwerchfell. Vermehrte Lungenzeichnung. Kräftiges Herz.	17. 8. 28: Fleckung jetzt sehr dicht, beginnt beiderseits in den Seitenteilen der Mittelgeschosse zu konfluieren.
20. 3. 25: Ganz feine Fleckung beider Mittel- und Obergeschosse. Vermehrte Lungenzeichnung. Hilusschatten beiderseits fleckig, vergrößert. Derbe Stränge vom rechten Hilus zum Zwerchfell. Verwachsungen der rechten Zwerchfellkuppe.	12. 10. 25: Unverändert. 21. 6. 26: Flecke etwas zahlreicher und deutlicher auch im Untergeschoß. 23. 2. 29: Fleckung im Mittel- und Untergeschoß recht dicht. Im rechten Untergeschoß konfluieren die Flecke in talergroßem Bezirk.
3. 8. 25: Beide Lungenfelder in ganzer Ausdehnung mit Einschluß der Spitzen fein getüpfelt. Tiefstehendes Zwerchfell. Kleiner Kalkfleck im linken Hilus und unterhalb davon.	15. 7. 27: Fleckung deutlicher und dichter, beginnt in den Seitenteilen und rechts seitlich von den unteren Hilussträngen zu konfluieren. Kleine Verwachsungen der rechten Zwerchfellkuppe.
29. 6. 25: Beide Lungenfelder mit Einschluß der Spitzen von hirsekorngroßer, sehr dichtstehender Fleckung durchsetzt. Hilus verbreitert. Breites, quergestelltes Herz.	28. 7. 26: Unverändert. 5. 2. 29: Unverändert.

beider Lungenfelder, besonders der seitlichen Lungenteile, links stärker als rechts Hilus beiderseits verbreitert. Linkes Spitzenfeld gleichmäßig verschattet.

16. XI. 1926: Seit 25 Wegearbeiter. Atemnot, Husten, Auswurf. Gewichtsabnahme. — Mager. Starrer Thorax. Stärkere Schallverkürzung über der linken Spitze mit verschärftem Atemgeräusch ohne Rasseln. Tuberkelbaz. 0 (mikroskopisch und Tierversuch).

Röntgenaufnahme: Beide Lungenfelder in ganzer Ausdehnung von einer feinen Fleckung durchsetzt, die beiderseits seitlich zwischen 1. und 5. Rippe konfluiert. Linkes Spitzenfeld und Seitenteile des 1. linken Interkostalraumes intensiv homogen verschattet. Linker Hilusschatten nach oben verzogen. Zahlreiche Verwachsungen der rechten Zwerchfellkuppe, die durch derbe Stränge mit dem Hilus in Verbindung steht.

23. 5. 1928: Nicht mehr gearbeitet. Gewichtsabnahme. Viel Husten und Auswurf. Kurzluftigkeit. — Links oben bis zur Schulterblattmitte bzw. 3. Rippe sowie in Achselgrube Dämpfung mit Bronchialatmen und einzelnen feuchten

Rasselgeräuschen. Auch rechts oben verschärftes Atemgeräusch. Starrer Brustkorb. Im Auswurf zunächst keine Tuberkelbazillen, in zwei weiteren Proben jedesmal Tuberkelbaz. +. — Röntgenaufnahme: Die intensive Verschattung links oben hat sich bis zur 3. Rippe ausgedehnt und zeigt im 2. Interkostalraum eine längliche Aufhellung. Herzschatten vergrößert, Gefäße links verzogen.

5. IV. 1929: Bettlägerig, starke Nachtschweiße. Kein Fieber. Große Mattigkeit. Viel Husten und Auswurf. — Stark abgemagert. Brustumfang 93 : 95 cm. Starke Atemnot. Dämpfung beiderseits oben bis herab zum unteren Schulterblattwinkel. Links oben Bronchialatmen und großblasige klingende Rasselgeräusche. Sonst überall sehr verschärftes Atemgeräusch und feuchtes Rasseln und Knacken. Senkungszeit 32 Minuten. Vitalkapazität 800 ccm. Tuberkelbaz. +.

Röntgenaufnahme: Ganzes 1. Oberfeld bis zur 3. Rippe intensiv verschattet mit großer buchtiger Kaverne und Spiegelbildung. Ganzes rechtes Lungenfeld und linkes Mittelfeld intensiv fleckig-streifig verschattet. Zwerchfellverwachsungen rechts.

Die feine Fleckung im Jahre 1925 ist wohl Ausdruck der Staubschädigung. Bereits 1925 war die stärkere einseitige Verschattung der linken Spitze tuberkuloseverdächtig. Ihre Ausdehnung und die Gewichtsabnahme bestärkten 1926 den Verdacht. Tuberkelbazillen konnten aber auch durch den Tierversuch noch nicht nachgewiesen werden. 1928 bestand das ausgesprochene Bild einer Tuberkulose (Tbk. +). Seitdem rasche Zunahme aller Erscheinungen.

Nr. 29. J. J., 55 Jahre, 24 Jahre vor Kohle und Nebengestein gearbeitet. Familie gesund. Husten, Auswurf, mitunter blutig, Abnahme. Mager. Rechte Spitze verkürzt. Vitalkapazität 2600. Tuberkelbaz. +. Senkung 1¹/₂ Stunden. Zeitweise leichtes Fieber.

11. VIII. 1928. Röntgenaufnahme: Beide Lungenfelder fein gefleckt. Rechts Spitzenfeld bis zur 2. Rippe verschattet mit zentraler kirschgroßer Kaverne. Grobe Stränge von dort zum Hilus. Medialer Teil des 1. Spitzenfeldes verschleiert.

11. XI. 1929: Nicht mehr gearbeitet. 9 kg zugenommen. Kein Husten, kein Auswurf. Temperatur normal. Etwas Atemnot. — Röntgenaufnahme: Der verschattete Bezirk rechts oben ist geschrumpft, die Kaverne kaum mehr erkennbar, sonst unverändert.

Hier lag also bei nur leichten Staubveränderungen eine offene kavernöse Tuberkulose des rechten Spitzengebietes vor, die sich innerhalb eines Jahres weitgehend zurückbildete.

Nr. 30. M. Ba., 45 Jahre, 11 Jahre Kohlen-, 9 Jahre Gesteinshauer. Seit 1 Jahr viel Husten und Auswurf, Mattigkeit, Kurzluftigkeit.

12. VIII. 1925: Emphysem. Keine Dämpfungen, keine Nebengeräusche. Schleimiger Auswurf. Tuberkelbaz. 0. — Röntgenaufnahme: Tiefstehendes Zwerchfell, Verwachsungen rechts. Schmaler Herzschatten. Beide Lungenfelder in ganzer Ausdehnung von einer sehr dichten feinmaschigen Lungenzeichnung durchsetzt, in die feine Flecke eingelagert sind, links stärker als rechts. Spitzenfelder stärker verschattet als die übrigen Lungenteile, zeigen etwas gröbere Fleckung. Leicht vergrößerter Hilusschatten beiderseits mit verdickten Strängen nach oben und unten.

13. VII. 1926: Arbeitet nicht mehr. Zunehmender Husten und Auswurf, starke Nachtschweiße. Starke Gewichtsabnahme. — Schallverkürzung über linkem Oberlappen. Diffuse Bronchitis. Im Auswurf mikroskopisch keine Tuberkelbazillen, von 2 geimpften Meerschweinchen erkrankt das eine an verkäsender Drüsentuberkulose, das andere bleibt gesund. — Röntgenauf-

nahme (Abb. 11): Beide Lungenfelder in ganzer Ausdehnung von sehr dichtstehenden feinen Flecken durchsetzt, die links etwas gröber als rechts sind. Die Flecke haben seit 1925 an Zahl und Größe zugenommen. Linkes Spitzenfeld und der seitliche Teil des 1. rechten Zwischenrippenraums gleichmäßig verschattet. Hilusschatten beiderseits hochgezogen. Starke Stränge beiderseits vom Hilus nach oben. Emphysem der unteren Abschnitte.

B. ist (nach Mitteilung der Witwe) am 18. VI. 1927 zu Hause an Lungentuberkulose verstorben.

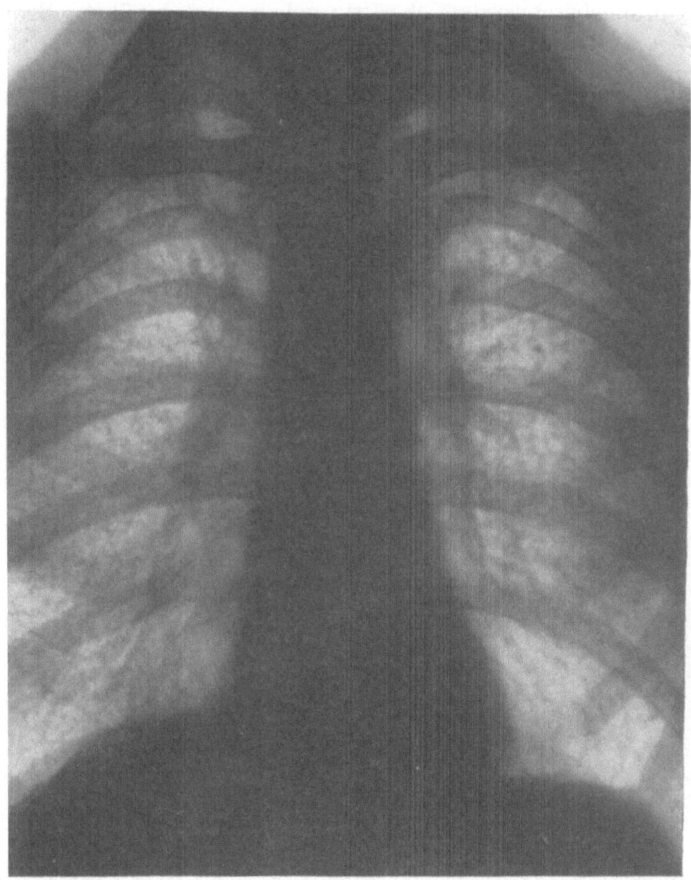

Abb. 11.

Von dem typischen Bilde der reinen Staublunge unterscheidet sich schon 1925 das Röntgenbild durch die stärkere Beteiligung der Spitzen, die eine Mitwirkung von Tuberkelbazillen vermuten läßt. Abmagerung, Kräfteverfall, Nachtschweiße, Zunahme von Husten und Auswurf sprechen in der Folgezeit für die Aktivität der tuberkulösen Prozesse, 1926 werden Tuberkelbazillen durch den Tierversuch nachgewiesen. 1927 stirbt B.

Hier liegt wohl eine feinfleckige Staublunge vor, neben der eine (vielleicht alte) doppelseitige Spitzenaffektion besteht, die 1925 aktiv wird und von da ab das Krankheitsbild beherrscht. Die Größenzunahme gerade einzelner Flecke, wie sie hier neben dem Herzen zu beobachten ist und die asthenische Herz- und Thoraxform wird von den südafrikanischen Beobachtern als charakteristisch für eine begleitende Tuberkulose angesehen.

Nr. 31. W. La., 44 Jahre, 20 Jahre Gesteinshauer. Familie gesund. Keine Atmungsbeschwerden. Kräftig gebaut, gut genährt. Brustkorb

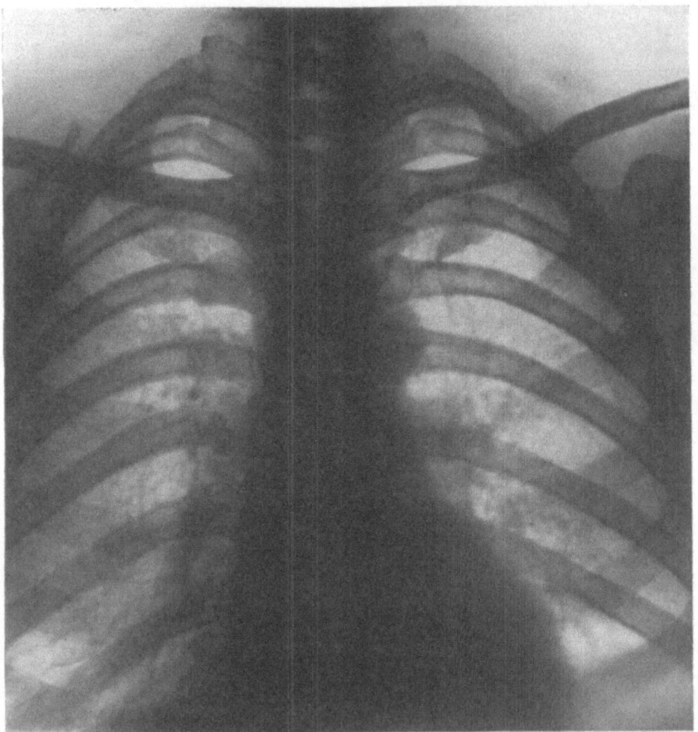

Abb. 12a.

ausdehnungsfähig. Atemgeräusch sehr leise, rein. Herz ohne Besonderheiten. Kein Husten oder Auswurf.

Röntgenaufnahme März 1923 (siehe Abb. 12a): Ganzes rechtes Lungenfeld und linkes Mittelfeld von zahlreichen feinen Flecken durchsetzt. Kalkherde im rechten Hilus, vermehrte Stränge vom rechten Hilus nach unten.

19. II. 1926: Bis Anfang 1925 als Gesteinshauer gearbeitet, seitdem nicht mehr. Atemnot. Trockener Husten. Keine Abnahme. Lungengrenzen tief; feines Rasseln in linker Achselgegend. Vitalkapazität 1600 ccm. Tuberkelbaz. 0 (mikroskopisch und Tierversuch). Röntgenaufnahme: Fleckung hat zugenommen. Beide Lungenfelder in ganzer Ausdehnung mit Einschluß der Spitzen fein gefleckt. Links neben dem Herzrand bis haselnußgroße Flecke, konfluieren

teilweise. Seitlich vom rechten Herzrand besonders reichliche kleine Flecke, die zu konfluieren beginnen. Hilusschatten vergrößert, unscharf begrenzt.

Juni 1929: Stärkere Atemnot, Gewichtsabnahme, viel Husten und Auswurf, kachektisch. Anfangs Fieber. Senkungszeit 21 Minuten. Vitalkapazität 1700 ccm Brustkorb 93 : 96 cm. Rechts oben Dämpfung vorn bis 3. Rippe, hinten bis Mitte Scapula mit Bronchialatmen und klingenden Rasselgeräuschen. Hinten unten feuchte, nicht klingende Rasselgeräusche. Auf linker Spitze Knacken. Beiderseits verstreutes Brummen und Pfeifen. Dyspnoe. Sputum Tuberkelbaz. +.

Röntgenaufnahme 6. VI. 1929 (siehe Abb. 12 b): Rechtes Oberfeld bis herab zum 3. Interkostalraum intensiv und gleichmäßig beschattet. Beginnende zentrale Aufhellung. Der Schatten geht in den vergrößerten rechten Hilus-

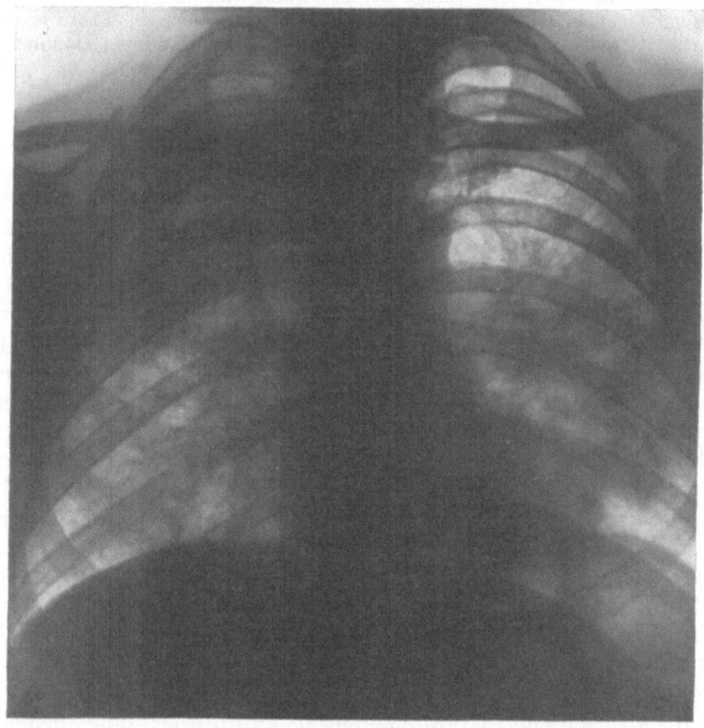

Abb. 12 b.

schatten über. Rechtes Spitzenfeld weniger stark ergriffen. Rechtes Unterfeld dicht streifig-fleckig verschattet. Links zwischen 2. und 6. Rippe schließen sich dichte Schattenmassen an den Hilus an. Die obersten und untersten Lungen- abschnitte links sind leicht gefleckt.

In den Jahren 1923—1926 bestand hier das Bild einer leichten, unter dem Einfluß der Staubeinatmung fortschreitenden Staublunge. Seit 1928 stellen sich tuberkuloseverdächtige Erscheinungen ein, 1929 besteht eine typische schwere offene kavernöse Lungentuberkulose. Das Röntgen- bild von 1929 entspricht dem einer gewöhnlichen Tuberkulose.

Ähnlich liegt der folgende Fall.

Nr. 32. E. Ge., 37 Jahre, 5 Jahre Gesteins-, 15 Jahre Kohlenhauer. Familie gesund. Brustschmerzen, Gewichtsabnahme. Kein Husten oder Auswurf. Ausreichend genährt. Gut gebauter Brustkorb. Lungen- und Herzbefund regelrecht.

Röntgenaufnahme 16. V. 1923: Rechte Lunge zwischen 1. und 5., linke zwischen 1. und 4. Rippe von zahlreichen linsen- bis erbsengroßen Herden durchsetzt, die rechts seitlich am dichtesten stehen. Spitzen frei. Starke Stränge vom rechten Hilus zum Zwerchfell, keine Zwerchfellverwachsungen. Herz etwas groß, kugelig.

9. IV. 1926: Hat weiter als Kohlenhauer gearbeitet. Völlig wohl. Ende 1925 „Grippe", seitdem 15 Pfund abgenommen. Viel Husten, Auswurf, Kurzluftigkeit. Dämpfung rechts oben mit verschärftem Atemgeräusch ohne Rasseln. Vitalkapazität 2500 ccm. Sputum mikroskopisch Tuberkelbaz. 0, Tierversuch +. Röntgenaufnahme: Feine Fleckung annähernd unverändert. Daneben rechts infraklavikulär, beiderseits im Mittelgeschoß und über der linken Zwerchfellkuppe größere konfluierende Schattenmassen.

Verstarb 21. Oktober 1928 zu Hause.

Der Röntgenbefund des Jahres 1923 war der einer Staublunge, höchstens war auffallend, daß die Flecke teilweise etwas größer waren als gewöhnlich in diesem Stadium. Seit 1925 liegt klinisch das Bild der Tuberkulose vor. 1926 werden mehrfache Infiltrate und im Auswurf durch Tierversuch Tuberkelbazillen festgestellt. Der Kranke stirbt gerade 2 Jahre nach dem Manifestwerden der tuberkulösen Erkrankung.

Der Nachweis der Tuberkelbazillen ist bei J. (Nr. 29) sofort, bei B. (30) 1 Jahr nach Beginn der Beobachtung gelungen und zwar zunächst nur durch den Tierversuch, bei B. (28) u. G. (32) nach 3 Jahren, bei letzterem auch zunächst nur durch den Tierversuch, bei L. (31) erst nach 6 Jahren. Klinische oder röntgenologische Symptome wiesen aber schon früher auf die Tuberkulose hin. Bei B. (28), J. (29) und B. (30) waren schon zu Beginn die Spitzengebiete stärker befallen als die übrigen Lungenteile. Auch Abmagerung machte sich frühzeitig geltend. Bei G. (32) und L. (31) ließen erst nach mehreren Jahren Gewichtsabnahme und Bildung größerer Flecke an die Möglichkeit der Tuberkulose denken. Vier Fälle haben sich wesentlich verschlimmert, zwei davon sind verstorben, einer (29) hat sich weitgehend gebessert.

In den zwei folgenden Fällen sind zwar Tuberkelbazillen nicht nachgewiesen, klinisch und röntgenologisch kann aber eine begleitende Tuberkulose als gesichert gelten:

Nr. 33. W. Ra., 37 Jahre, 12 Jahre Gesteinshauer. 1918 Brustquetschung mit Lungenriß. Seit 3 Jahren Kurzluftigkeit beim Steigen. Wenig Husten und Auswurf. Familie gesund. — Kräftig, gut genährt. Ausdehnungsfähiger Thorax. Lungengrenzen etwas tief. Schall in den Achselgruben etwas abgeschwächt.

Lungenaufnahme 30. XII. 1925: Beiderseits Ober- und Mittelfelder von linsen- bis erbsengroßen Flecken durchsetzt, die in den Seitenteilen des Mittelgeschosses und beiderseits infraklavikulär seitlich am dichtesten stehen. Hilusschatten beiderseits vergrößert. Kalkeinlagerungen im linken Hilus. Rechts starke Stränge vom Hilus zum Zwerchfell.

19. I. 1927: Leichte Schallverkürzung links oben. Tukerkelbaz. 0. Röntgen-

aufnahme: Links in der Spitze und infraklavikulär seitlich bis herab zur 3. Rippe sind größere homogene, nicht sehr dichte Schattenbezirke entstanden. Dicke Stränge vom linken Hilus ins Obergeschoß.

Diese homogene apikale und subapikale einseitige Verdichtung ist auf Tuberkulose sehr verdächtig, wenn auch sonstige klinische Zeichen nicht vorhanden sind.

Nr. 34. C. Ma., 47 Jahre, 10 Jahre Kohlen-, 6 Jahre Gesteinshauer. Wegen kruppöser Lungenentzündung des linken Unterlappens 7. V. 1927

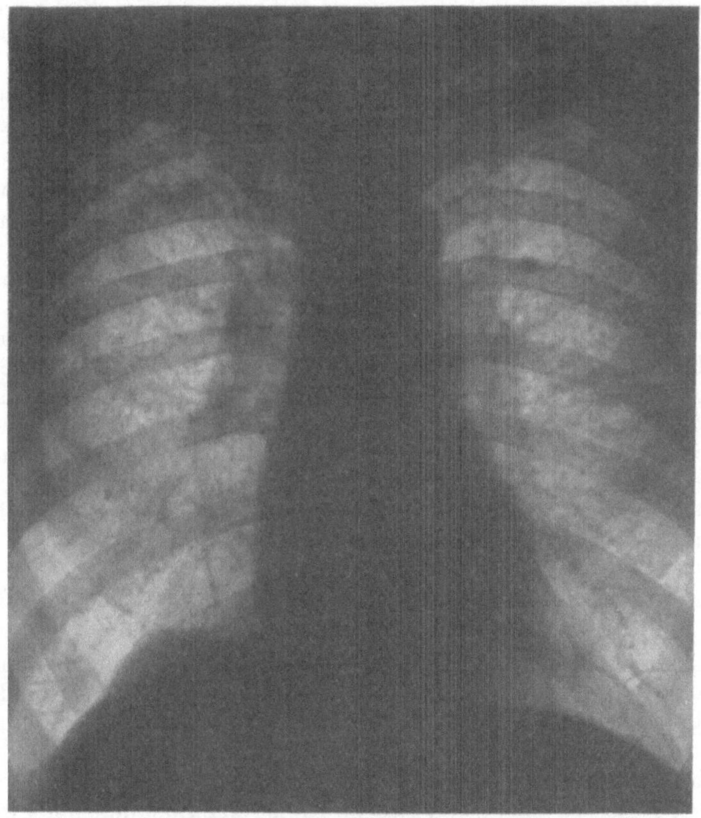

Abb. 13.

ins Krankenhaus. Familie gesund. Rasche Lösung der Pneumonie und Entfieberung. Sputum stets frei von Tuberkelbazillen. Vitalkapazität 3500 ccm.

Röntgenaufnahme 30. V. 1927: Beide Lungenfelder in ganzer Ausdehnung von einer bis linsengroßen dichtstehenden Fleckung durchsetzt. Rechts infraklavikulär seitlich zwischen 1. und 3. Rippe sind die Flecke etwas größer und stehen dichter, sind zum Teil kalkhaltig. Im 1. rechten Zwischenrippenraum seitlich mandelgroße Aufhellung. Auch links oben infraklavikulär ist die Fleckung etwas dichter als in der Umgebung. Hilusschatten rechts stark verbreitert. Vermehrte Stränge beiderseits vom Hilus nach oben. Zeltförmige Verwachsung der rechten Zwerchfellkuppe.

19. VIII. 1927: Blutiger Auswurf. Diffuse trockene Bronchitis. Feuchte Rasselgeräusche rechts oben. Tuberkelbaz. 0. Röntgenaufnahme: Aufhellung kastaniengroß geworden, sonst Befund unverändert.

3. IX. 1928: Kein Husten oder Auswurf. Keine Gewichtsabnahme. Zeitweise Atemnot. Brustumfang 89 : 97 cm. Schallverkürzung über rechtem Oberlappen mit feuchten Rasselgeräuschen. Vitalkapazität 3100 ccm. Senkungszeit 69 Minuten.

Röntgenaufnahme (Abb. 13): Aufhellung oben eigroß. Ihre Umgebung grob gefleckt. Fleckung der übrigen Lunge im Allgemeinen unverändert, jedoch zeigen viele Flecke kalkdichtes Zentrum und eine hellere unscharf begrenzte Peripherie. Emphysem der unteren Lungenabschnitte, Fleckung dort spärlicher geworden.

Die ziemlich rasch sich vergrößernde Kaverne, die starke Beschleunigung der Senkungszeit, der Bluthusten und das Auftreten von Schallverkürzung und feuchtem Rasseln rechts oben machen eine Mitbeteiligung von Tuberkelbazillen bereits seit 1927 sehr wahrscheinlich, wenn auch zur Zeit kein Husten oder Auswurf besteht und das Allgemeinbefinden gut ist. Im gleichen Sinne spricht nach den Erfahrungen südafrikanischer Forscher die Dichtigkeitszunahme der Fleckencentra, die wohl auf Kalkablagerung zu beziehen ist[1].

Fast alle sicher oder sehr wahrscheinlich mit Tuberkulose verbundenen Fälle des feinfleckigen Stadiums haben sich also während der Beobachtungszeit verschlimmert. Ihnen allen gemein ist der wenigstens für lange Zeit fieberfreie Verlauf und die Eigentümlichkeit, daß der Bazillennachweis erst erhebliche Zeit nach Beginn der klinisch oder röntgenologisch auf Tuberkulose hinweisenden Symptome gelingt. Ein Fall (Nr. 29) mit nur sehr leichten Staubveränderungen hat sich weitgehend gebessert und ist in die geschlossene Form übergegangen.

c) Bergleute mit feinfleckiger Staublunge ohne aktive Tuberkulose, die keine weitere Staubarbeit verrichtet haben.

In dieser Gruppe von 34 Leuten, bei denen klinisch und röntgenologisch keine Verdachtsmomente für Tuberkulose vorliegen, sind 25 stationär geblieben, während 9 eine deutliche Zunahme der Lungenverdichtungen nach Aufgabe der Arbeit aufweisen. Tabelle 14 gibt eine Übersicht über die stationär gebliebenen 25 Fälle.

In den Fällen 60—68 (siehe Tabelle 15) ist eine Zunahme der Fibrose nach Aufgeben der Arbeit eingetreten. Bei Nr. 60—63 ist die Zunahme der Fibrose nur mäßig, bei 64 recht erheblich, obwohl dieser Mann ebenso wie H. (Nr. 60) schon seit Jahren die Staubarbeit aufgegeben hatte. Es ist verhältnismäßig leicht zu erklären, daß in den Jahren unmittelbar nach Aufgabe der Arbeit die indurative Wirkung des einmal abgelagerten Staubes sich noch eine Zeit lang fortsetzt. Fall R. (62) ist ein Beispiel

---

[1] Anm. bei der Korrektur: Bei einer Nachuntersuchung im Februar 1930 ist die Kaverne größer geworden, die Fleckung der übrigen Lungenteile ist unverändert. Im Auswurf Tuberkelbazillen.

dafür, wie solch ein Prozeß nach anfänglichem Fortschreiten schließlich doch zum Stillstand kommt. Eine Zunahme Jahre lang nach Aufhören der Arbeit, wie Fall 60 und 64 läßt daran denken, daß vielleicht doch eine tuberkulöse Infektion mitspielt.

Etwas eingehender seien die Fälle 65 und 66 besprochen, bei denen diese Zunahme nach Aufgabe der Arbeit besonders ausgeprägt ist.

Nr. 65. W. Gr., 39 Jahre. 7 Jahre Kohlenhauer, danach bis jetzt 12 Jahre lang Gesteinshauer. 1913 Rippenfellentzündung. In den letzten Jahren kurzatmig.

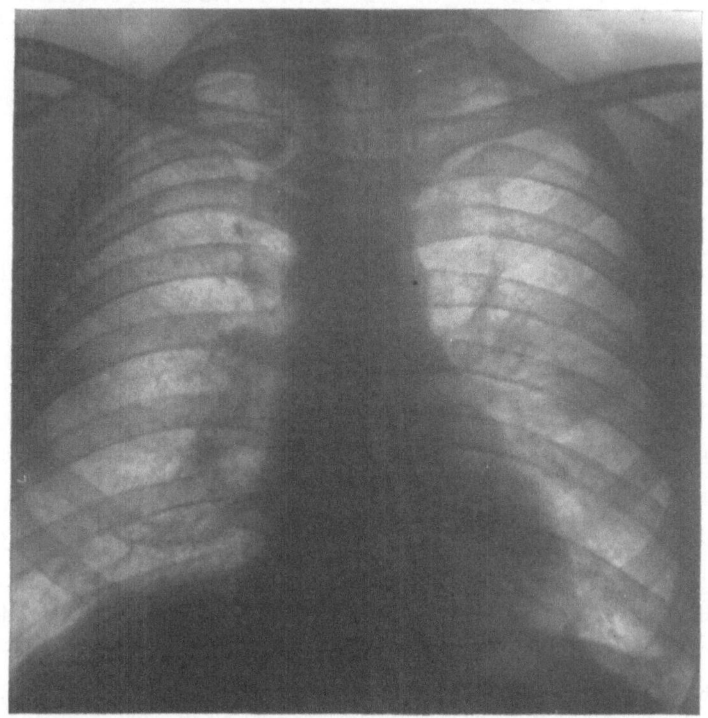

Abb. 14a.

10. II. 1925: Fettleibig. Brustkorb gut gewölbt und ausdehnungsfähig. Grenzen an normaler Stelle, verminderte Verschieblichkeit. Lungen sonst ohne Befund. Vitalkapazität 2900 ccm. Röntgenaufnahme (siehe Abb. 14a): Beide Lungenfelder in ganzer Ausdehnung von zahlreichen feinen Flecken durchsetzt. Beiderseits einige Zwerchfellverwachsungen. Kräftiges Herz.

21. VI. 1926: Wurde 1925 wegen Staublunge zum Berginvaliden erklärt, arbeitete über Tage. Atemnot nahm zu. Gewicht unverändert. Kein Husten oder Auswurf. Röntgenaufnahme: Fleckung etwas gröber und deutlicher. Im Seitenteil des linken Mittelgeschosses konfluieren die Flecke zu einer dichten homogenen Verschattung. Rechts seitlich im Mittelgeschoß beginnende Konfluenz. Rechter Hilusschatten vergrößert.

18. I. 1929: Arbeitet noch weiter über Tage. Viel Hustenreiz, kein Auswurf.

Tabelle 14. Stationäre feinfleckige

Name	Alter	Berufs-tätigkeit	Klinischer Befund
35. J. Da.	51	20 J. St.	10. 7. 26: Brustschmerzen, sonst o. B.
36. F. Go.	46	18 J. K. u. St.	21. 10. 26: Mager, sonst o. B.
37. A. Gl.	47	18 J. K. 4 J. St.	26. 4. 27: Leichte Verkürzung beiderseits oben, unten Schachtelton, leises Atemgeräusch. Kurzluftig bei Arbeit.
38. E. Go.	53	20 J. St. 8 J. K.	20. 10. 27: Peumonie der Unterlappen.
39. H. Gu.	48	3 J. St. 25 J. K.	19. 5. 27: Lungen o. B. Etwas kurzluftig.
40. E. Ha.	40	20 J. K. u. St.	5. 10. 27: Lungen klin. o. B. Vitalkap. 2800, Brustumfang 87/93.
41. K. Ha.	52	15 J. St. 4 J. K.	27. 11. 26: Etwas kurzatmig. Vitalkap. 2250. Lungen sonst o. B.
42. W. H.	55	2 J. St. 32 J. K.	27. 9. 27: Atemnot. Emphysem. Leises Atemgeräusch.
43. E. Hi.	43	10 J. St. 2 J. K.	15. 5. 25: Kurzatmigkeit bei Arbeit, sonst o. B.
44. A. Kr.	56	4 J. St. 16 J. K.	16. 11. 26: Emphysem, rauhes A. G. Vitalkap. 3400.
45. F. Kr.	52	30 J. St.	20. 10. 27: Emphysem. Vitalkap. 3500, Senkung $6^3/_4$ Std.
46. A. Li.	52	28 J. K. u. St.	28. 12. 26: Lungen o. B. Umfang 97 : 103. Vitalkap. 3500. Senkung 8 Std.
47. R. Pa.	60	38 J. K. u. St.	4. 8. 25: Vitalkap. 2500. Senkung $4^3/_4$ Std. Sput. Tbk. 0, Lungen o. B.

Silikose (keine Staubarbeit mehr).

Röntgenbefund bei der ersten Untersuchung	Röntgenbefund bei der Nachuntersuchung
Überall vermehrte Lungenzeichnung, ganz feine Fleckung. Vermehrte Stränge vom Hilus zum Zwerchfell beiderseits. R. Zwerchfellverwachsungen.	28. 6. 28: Unverändert.
Tiefstehendes Zwerchfell. Erbsengroßer Kalkfleck seitlich vom linken Hilus, Kalkflecke im linken Hilus. Beide Lungenfelder in ganzer Ausdehnung fein gefleckt.	29. 6. 28: Unverändert.
Vermehrte Lungenzeichnung. Beide Lungenfelder in ganzer Ausdehnung feingetüpfelt. Beide Lungenwurzeln verbreitert.	9. 7. 28: Fleckung unverändert. Stärkeres Emphysem der unteren Lungenabschnitte.
Stark vermehrte, zum Teil wabige Lungenzeichnung. Beide Lungenfelder in ganzer Ausdehnung fein gefleckt. Hilus beiderseits vergrößert. Linkes Unterfeld im Ganzen verschattet. Rechts Zwerchfellverwachsungen. Im rechten Unterfeld mehrere gröbere Schattenbezirke.	28. 11. 27: Verschattung des Unterfeldes geringer geworden, sonst unverändert. 30. 6. 28: Feine Fleckung unverändert. Die groben Verschattungen der Unterlappen geschwunden.
Beide Lungenfelder in ganzer Ausdehnung fein gefleckt. Die Flecke konfluieren beiderseits in den Seitenteilen. Hilus beiderseits vergrößert. Herz vergrößert.	4. 7. 28: Unverändert.
Beide Lungenfelder in ganzer Ausdehnung mit Einschluß der Spitzen fein gefleckt. Hilus beiderseits groß. Unterste Lungenteile weniger befallen.	4. 10. 28: Unverändert.
Beiderseits vermehrte Lungenzeichnung. Feine Fleckung aller Lungenabschnitte, die seitlich zu konfluieren beginnt. Herz etwas verbreitert.	28. 7. 28: Unverändert. 26. 10. 29: Unverändert.
Beide Lungen in ganzer Ausdehnung fein gefleckt, auch die Spitzen. Vermehrte Lungenzeichnung, Hilusvergrößerung.	6. 7. 28: Unverändert.
Vermehrte feinmaschige Lungenzeichnung mit zahlreichen feinen Flecken. Herz verbreitert. Aorta desgleichen.	14. 7. 27: Unverändert.
Beide Lungen in ganzer Ausdehnung fein gefleckt. Beiderseits infraklavikulär etwas gröbere Flecke. Hilus beiderseits vergrößert. Herz etwas verbreitert.	19. 7. 28: Unverändert.
Beide Lungenfelder in ganzer Ausdehnung mit Einschluß der Spitzen fein gefleckt. Vermehrte Lungenzeichnung. Zwerchfellverwachsung rechts seitlich. Erbsengroßer Kalkfleck im rechten Mittelgeschoß. Kalkeinlagerungen beiderseits im Hilus.	6. 11. 28: Unverändert.
Beiderseits vermehrte wabige Lungenzeichnung mit eingelagerten kleinen Flecken. Kleine Kalkherde in der rechten Spitze.	16. 8. 28: Unverändert.
Beiderseits vermehrte Lungenzeichnung, in den Mittelgeschossen wabig, mit zahlreichen kleinen fleckigen Einlagerungen. Links infraklavikulär erbsengroßer Fleck. Kalkhaltige Flecke in der rechten Spitze.	14. 7. 27: Unverändert. 16. 1. 29: Unverändert.

Tabelle 14

Name	Alter	Berufs-tätigkeit	Klinischer Befund
48. K. Re.	50	25 J. St.	17. 8. 25: Emphysem. Kurzluftigkeit.
49. W. v. d. Sch.	45	12 J. St.	20. 8. 26: Seit kurzem Brustschmerzen, trockener Husten, Luftmangel beim Steigen. — Beiderseits hinten oben etwas kurzer Schall mit leisem Atemgeräusch. Sput. Tbk. 0 (mikr. u. Tierversuch) Vitalkap. 2800 cm. Familie gesund. 1927. Pneumonie des l. Unterlappens m. verzögerter Lösung.
50. V. St.	53	2 J. St. 28 J. K.	2. 3. 27: Pneumonie des rechten Oberlappens; löst sich! Adipositas. Sput. Tbk. 0 (mikr. u. Tierversuch). Mutter an Tuberkulose gestorben. 28: Lungen o. B
51. A. Tö.	43	18 J. St.	30. 4. 27: Kurzatmigkeit bei der Arbeit. Umfang 87 : 92. Lungen sonst o. B. Sput. Tbk. 0.
52. H. Tr.	44	23 J. St.	20. 11. 24: Kurzatmigkeit. Adipositas. 29: Vitalkap. 3100. Senkung 3 Std. 50 Min. Trockener Husten ohne Auswurf. Lungen klin. o. B.
53. H. Wa.	45	5 J. St. 23 J. K. u. Nebengestein.	10. 8. 26: Wohl, Vitalkap. 4000. Senkung 3 Std. 37 Min. Umfang 100/106. Adipositas.
54. J. Wi.	48	4 J. St. 28 J. K. bis jetzt.	Juni 23 an Pleuritis exsud. erkrankt, bis dahin gesund. Sput. Tbk. 0. 26: Sput, Tbk. 0 (mikrosk. u. Tiervers.).
55. K. Kö.	60	12 J. St. 10 J. K. dann Schießmeister.	26: Keine Lungenbeschwerden. Lungen o. B. 28: Vitalkap. 3000. 29: Geringe Bronchitis. Tbk. 0.
56. J. Sch.	60	15 J. St. 7 J. K. seit 20 J. Fabrikarbeiter. 1915 Lungenabsz. r. Operat. Seitdem Husten u. Auswurf, mitunter blutig. Atemnot bei Arbeit. Fam. o. B.	23: Gut genährt. Starrer Thorax. Rechte Thoraxhälfte eingezogen. Rippenresektionsnarbe. Untere Grenze rechts unverschieblich, Atemgeräusch dort abgeschwächt, Schallverkürzung. Vitalkap. 2200. Sput. Tbk. 0. Temp. normal. 26: Vitalkap. 2000. Sput. mikrosk. u. im Tiervers. Tbk. 0. Trockene Bronchitis.

(Fortsetzung).

Röntgenbefund bei der ersten Untersuchung	Röntgenbefund bei der Nachuntersuchung
Beide Lungenfelder von einer ganz feinen Fleckung durchsetzt, in den Mittelgeschossen am deutlichsten. Hilus beiderseits vergrößert.	22. 6. 26: Unverändert. 19. 7. 27: Unverändert.
Beide Lungen einschließlich der Spitzen in ganzer Ausdehnung fein gefleckt, in den Mittel- und oberen Teilen der Untergeschosse am dichtesten. Dort stellenweise Konfluenz. Herz verbreitert. Dicke Stränge beiderseits vom Hilus zum Zwerchfell.	13. 6. 27: Fleckung unverändert. Linkes Mittelgeschoß zwischen 2. und 5. Rippe homogen verschattet (Pneumonie).
Vermehrte Lungenzeichnung. Feine Fleckung beider Lungenfelder. Unterer Teil des rechten Oberlappens homogen verschattet. Rechter Hilus vergrößert. Kalkflecke im linken Hilus und den paratrachealen Drüsen l.	29. 4. 27: Fleckung unverändert. Infiltration des r. Oberlappens und Hilusvergrößerung r. geschwunden. Interlobärspange r. 23. 5. 28: Wie am 29. 4. 27.
Beide Lungenfelder in ganzer Ausdehnung fein gefleckt mit Einschluß der Spitzen, sehr dicht. Beginnende Konfluenz in den Mittelgeschossen.	16. 8. 28: Unverändert.
Hochstehendes Zwerchfell. Vermehrte Lungenzeichnung, in die kleine Flecke eingelagert sind, rechts mehr als links. Quergelagertes Herz.	23. 6. 26: Unverändert. 8. 2. 29: Unverändert.
Beide Lungenfelder in ganzer Ausdehnung mit Einschluß der Spitzen v. feiner dichter Fleckung durchsetzt, Zwerchfellverwachsungen r. Herz verbreitert.	17. 8. 28: Unverändert.
6. 7. 23: Beide Lungenfelder fein gefleckt. Im rechten Unterfeld einige gröbere Flecke.	22. 1. 26: Feine Fleckung unverändert. Die groben Flecke des rechten Unterfeldes (Reste der Pleuritis) geschwunden.
9. 10..26: Beide Lungen mit Einschluß der Spitzen in ganzer Ausdehnung von dichter feiner Fleckung durchsetzt. Hilus vergrößert. Vermehrte Lungenzeichnung. Beiderseits infraklavikulär seitlich konfluieren die Flecke.	8. 8. 28: Unverändert. 18. 1. 29: Unverändert.
24. 7. 23: Einziehung der neugebildeten Rippen rechts. Beide Lungenfelder in ganzer Ausdehnung fein getüpfelt. Rechter Hilus vergrößert, seitlich verzogen. Das Narbengebiet rechts seitlich gleichmäßig verschleiert.	26. 3. 26: Unverändert.

Tabelle 14

Name	Alter	Berufstätigkeit	Klinischer Befund
57. H. Ma.	41	19 J. St. 2 J. K.	26: Gut genährt. Lungen und Herz o. B. Tbk. 0, (mikrosk. u. Tiervers.). Trockener Husten. 29: Luftmangel bei Anstrengungen. Vitalkap. 3200. Lungen o. B.
58. A. Br.	43	10 J. St. 17 J. K.	1. 8. 27: Atemnot bei Arbeit. Trockener Husten. Lungen und Herz klin. o. B. 18. 11. 29: Brustumfang 84,5 : 88,5. Vitalkap. 2800 ccm. Senkungsreaktion über 24 Std. Kein Auswurf. Lungen und Herz klin. o. B.
59. W. Ri.	50	14 J. St. 1 J. Schießmeister, seit 24 Berginvalide, jetzt Wegearbeiter.	27: Atemnot, Chronische Bronchitis. 30: Bronchitis. Vitalkap. 3500 ccm. Blutdruck 165 mm Hg. Senkung $2^3/_4$ Std. Tbk. 0.

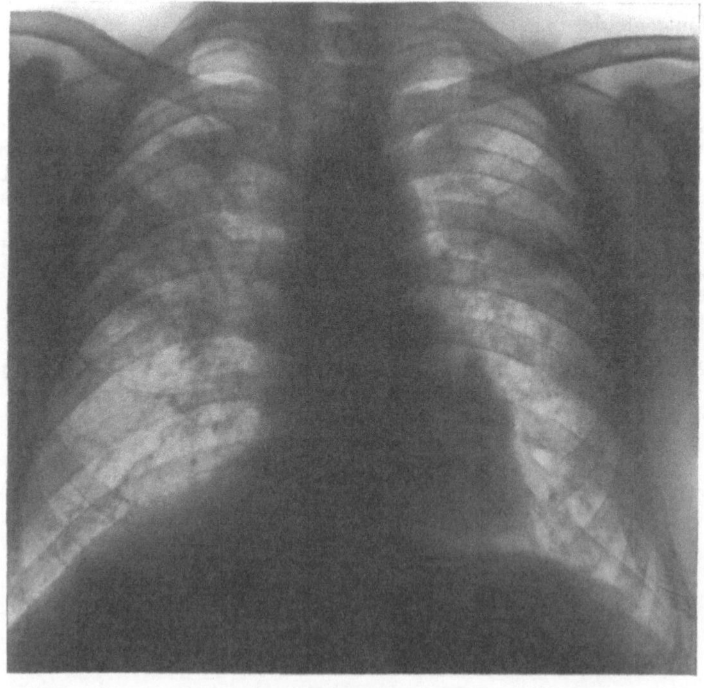

Abb. 14 b.

(Fortsetzung).

Röntgenbefund bei der ersten Untersuchung	Röntgenbefund bei der Nachuntersuchung
29. 7. 25: Beide Lungenfelder dicht gefleckt. Vermehrte Lungenzeichnung.	7. 2. 29: Unverändert.
Beide Lungenfelder in ganzer Ausdehnung fein gefleckt. In den Seitenteilen stehen die Flecke so dicht, daß sie stellenweise konfluieren, am deutlichsten rechts infraklavikulär. Erbsengroße Kalkherde im rechten Spitzenfeld, rechts paratracheal und im oberen Teil des rechten Hilus.	18. 11. 29: Unverändert.
Beide Lungenfelder in ganzer Ausdehnung von einer feinen Fleckung durchsetzt, die in den Seitenteilen am dichtesten steht. Kalkflecke beiderseits im Hilus, links neben den Gefäßen und unterhalb des linken Hilus. Herz etwas nach links verbreitert, hypertrophisch.	17. 12. 29: Unverändert.

Kurzatmigkeit. Brustumfang 93:98 cm. Adipositas. Rechts oben Schall ein wenig kürzer als links mit verschärftem Atemgeräusch und verlängertem Exspirium. Keine Nebengeräusche. Senkungsreaktion $3^1/_2$ Stunden. Vitalkapazität 2500 ccm. Röntgenaufnahme (siehe Abb. 14b): Flecke noch ein wenig gröber. Rechts zwischen 1. bis 4., links zwischen 2. bis 4. Rippe an den Hilus sich anschließende größere flächenhafte Schatten, die vielfach noch die kleinen Knötchen durchschimmern lassen. Emphysem der Unterfelder. Herzschatten beiderseits unscharf begrenzt, etwas schmäler als früher. Rechts Herzzwerchfellwinkel verschattet. Zahlreiche Zwerchfellverwachsungen. Trachea etwas nach rechts verzogen.

Hier zeigt also das Röntgenbild 1925 feine Fleckung, 1926 beginnende Konfluenz, 1929 große flächenhafte Schatten beiderseits. Die Vitalkapazität verringert sich von 2900 auf 2500. Anzeichen einer tuberkulösen Infektion liegen nicht vor.

Nr. 66. D. Kr., 48 Jahre, 6 Jahre Kohlen-, 19 Jahre Gesteinshauer. Atemnot beim Steigen. Blutdruck 175 mm Hg. Kein Husten oder Auswurf. Leichtes Emphysem mit leisem reinen Atemgeräusch. Herz ohne Besonderheiten.

11. XI. 1925 Röntgenaufnahme (siehe Abb. 15a): Hilusschatten beiderseits etwas groß. Derbe Stränge beiderseits vom Hilus nach unten. Verwachsungen an der rechten Zwerchfellkuppe. Beide Lungenfelder von einer lockerstehenden feinen Fleckung durchsetzt.

19. VII. 1927: Hatte 1926 noch als Gesteinshauer weiter gearbeitet; 1927 etwas stärkere Atemnot, arbeitet nicht mehr. Leichte Gewichtsabnahme. Perkussorischer und auskultatorischer Lungenbefund unverändert. Herz ohne Befund. Tuberkelbaz. 0. (mikroskopisch und Tierversuch). Röntgenaufnahme: Fleckung etwas dichter. Im 2. linken Zwischenrippenraum etwa 3 cm langer, 1 cm breiter derberer Schatten.

30. I. 1929: Arbeitet seit 1927 nicht mehr. Stärkere Atemnot. Herzklopfen.

Tabelle 15. Feinfleckige Silikose,

Name	Alter	Berufs-tätigkeit	Vorgeschichte	Klinischer Befund
60. J. Ho.	52	17 J. St. 10 J. K.	Arbeitet über Tage seit 1922. Wenig Husten und Auswurf. Arbeits-dyspnoe.	24: StarrerThorax, sonst Brustorg. o. B. Vital-kap. 3200. Tbc. 0. 29: Vitalkap. 1700. Tbc. 0. Senkung normal. R. vorn oben Schallver-kürzung mit abgeschw. A. G. u. einzelnem Knacken. R. R. 150. Auch l. oben etwas kurzer Schall. Gut ge-nährt.
61. A. To.	51	7 J. St. 20 J. K.	Wenig Husten und Aus-wurf. Fam. o. B. 28. Kein Auswurf, Atem-not.	27: Gut genährt. Starrer Thorax. Emphysem, sonst Lungen o. B. Ar-teriosklerose. R. R. 180, Vitalkap. 2600. Tbc. 0. (mikro. u. Tiervers.). Auf 0,5 u. 1mg. Alt-Tuber-kulin keine allgem. oder Herdreaktion.
62. J. Ra.	44	20 J. St.	Atemnot. Herzklopfen bei Anstrengungen. 29. Gewichtsabnahme.	26: Adipositas. Ver-schärftes A. G. Vitalkap. 2000. Arbeitsdyspnoe. Tbc. 0. Herzdilatation. 29. Senkung $7^1/_4$ Std. R. oben geringe Verkür-zung mit verschärftem A. G. ohne R. G. Tuber-kulose 0.
63. G. Ho.	39	16 J. St.	28. Atemnot beim Steigen.	27: Gut genährt. Lungen o. B. 28. Atemgeräusch ab-geschwächt.
64. P. Pi.	45	7 J. St. 11 J. K.	Seit 1917 Schranken-wärter. Fam. o. B. Keine Lungenbeschwerden.	26: Kräftig, gut genährt. Brustorgane regelrecht. 27: Leichte Arbeitsdys-pnoe. Kein Husten oder Auswurf.
65. W. Gr.	39	7 J. K. 12 J. St.	1913 Rippenfellentzün-dung. Jetzt etwas kurz-atmig.	10. 5. 25: Adipositas. Lungen o. B. Vitalkap. 2900. Tbc. 0. 18. 12. 29: Vitalkap. 2500.

nach Aufgabe der Arbeit verschlimmert.

Röntgenbefund bei der ersten Untersuchung	Röntgenbefund bei der Nachuntersuchung
4. 4. 24: Beide Ober- und Mittelgeschosse fein gefleckt. Starke Stränge vom verbreiterten Hilus zum Zwerchfell.	22. 4. 26: Unverändert. 22. 1. 29: Beide Lungenfelder sehr dicht gefleckt. Bds. zwischen 1. u. 3. Rippe sind die Flecke größer u. konfluieren zu größeren Schattenmassen. 16. 11. 29: wie am 22. 1. 29.
15. 3. 27: Beide Lungenfelder von dichter feiner Fleckung durchsetzt, am stärksten im Mittel- und Untergeschoß. Hilus vergrößert. Hypertroph., leicht dilatiertes Herz.	24. 4. 28: In den Oberfeldern hat die Fleckung zugenommen.
9. 1. 26: Beide Lungenfelder in ganzer Ausdehnung von sehr zahlreichen kleinen Flecken durchsetzt, die rechts seitlich eben zu konfluieren beginnen. Hilus vergrößert. Herz verbreitert.	18. 7. 27: Flecke teilweise etwas größer geworden, konfluieren rechts seitlich in großem Bezirk zwischen 1. und 6. Rippe. L. seitlich beginnende Konfluenz. 16. 8. 29: wie 1927.
28. 2. 27: Beide Lungenfelder in ganzer Ausdehnung von feiner dichtstehender Fleckung durchsetzt. Hilus verbreitert. Lungenzeichnung vermehrt. Herz etwas breit.	27. 7. 28: Die Flecke haben sich vermehrt und beginnen in den Seitenteilen zu konfluieren.
13. 4. 26: Beide Lungenfelder von ganz feiner Fleckung durchsetzt; verstärkte Lungenzeichnung.	1. 12. 27: Fleckung jetzt deutlicher und sehr dicht. L. von der Spitze herab bis zur 5. Rippe konfluieren die Flecke, ebenso rechts seitlich vom Schlüsselbein bis zur 4. Rippe. Hilus verbreitert.
Beide Lungenfelder in ganzer Ausdehung fein gefleckt.	21. 6. 26: Im 1. Mittelgeschoß deutliche Konfluenz der Flecke, im r. beginnende. 18. 1. 29: Fleckung gröber. Bds. im Mittelgeschoß große flächenhafte Schatten.

Tabelle 15

Name	Alter	Berufs-tätigkeit	Vorgeschichte	Klinischer Befund
66. D. Kr.	48	6 J. K. 19 J. St.	Atemnot beim Steigen. Hat bis 26 als Gesteinshauer gearbeitet. Seit 27 arbeitslos.	11. 11. 25: Leichtes Emphysem. Blutdruck 175 mm Hg. Tbc. 0. 30. 1. 29: Tbc. 0. Starke Atemnot. Blutdruck 145.
67. G. Z.	42	5 J. K. 15 J. St.	1924: Trockene Pleuritis. Seitdem trockener Husten. 1925 Reichsinvalide.	29. 7. 25: Emphysem. Pleuritis sicca. Tbc. 0. 8. 7. 26: Bds. oben Verkürzung mit verschärftem A. G. Vitalkap. 2500. 14. 8. 28: Herzinsuffizienz. Tbc. 0. 28. 8. 28: verstorben. Autopsie: Schwere reine Staublunge.
68. L. Kra.		5 J. St. (1909–14), später Kohlenhauer. Seit 24 nichtmehr gearbeitet	1906 Lungenentzündg. Seit 24 zunehmende Kurzatmigkeit. Kein Husten.	12. 10. 29: Bds. oben kurzer Schall; Atemgeräusch rauh, ohne Rasseln. Brustumfg. 88:92,5 cm. Vitalkap. 2900, Tbc. 0. Temperatur normal. Zwerchfell l. wenig verschieblich.

Viel Husten und Auswurf. Gut genährt. Rauhes Atemgeräusch ohne Nebengeräusche. Herz überlagert. Arteriosklerose. Blutdruck 145 mm Hg. Blutsenkungsgeschwindigkeit normal. Sputum Tukerkelbaz. 0. Lungenaufnahme (siehe Abb. 15b): Fleckung wesentlich dichter und gröber, auch in den Spitzenfeldern deutlich erkennbar, in der rechten Spitze etwas kalkhaltig. Der längliche Schatten links im 2. Zwischenrippenraum etwas größer und höher gestiegen. Auch der linke Hilusschatten höher getreten. Rechts infraklavikulär seitlich konfluieren die Flecke zu etwas gröberen Schatten. Rechter Herzzwerchfellwinkel verschleiert.

Von 1925—1929 hat sich also die Fleckung deutlich vermehrt, beiderseits infraklavikulär haben sich derbe Schattenmassen entwickelt unter starker Beeinträchtigung der Atmung und der Herztätigkeit. Klinische Anzeichen für Tuberkulose sind nicht vorhanden. Die Zunahme der Fibrose ist größtenteils nach Aufgabe der Hauertätigkeit erfolgt.

Das augenfälligste Beispiel für die Zunahme der Fibrose nach Aufgeben der Arbeit bildet der im anatomischen Teil (S. 29 ff.) erwähnte Fall Z. (Nr. 67).

Fassen wir die bisher erwähnten im entwickelten feinfleckigen Stadium zur Beobachtung gekommenen Staublungenerkrankungen (Nr. 24 bis 68) zusammen, so ergibt sich, daß von 45 Fällen im Laufe der Beobachtungszeit (meist 2—3 Jahre) 18 (= 40%) sich verschlimmert haben,

(Fortsetzung).

Röntgenbefund bei der ersten Untersuchung	Röntgenbefund bei der Nachuntersuchung
Beide Lungenfelder fein gefleckt.	19. 7. 27: Fleckung etwas dichter. L. infraklavikulär mandelgroßer Schatten. 30. 1. 29: Fleckung wesentlich dichter. Bds. infraklavikulär größere Schattenmassen.
Beide Lungenfelder fein gefleckt.	8. 7. 26: R. seitlich zwischen 2. und 6. Rippe dichte Schattenmassen, ähnliche über r. Zwerchfell u. hinter l. Clavikula. 14. 8. 28: Beide Lungenfelder von sehr ausgedehnten dichten Schattenmassen durchsetzt.
Anf. 1926: Beiderseits vermehrte Lungenzeichnung. Zahlreiche kleine Flecke. Spitzen fast frei. R. infraklavikulär mandelgroßer Schatten. Hilus bds. verbreitert. Kleine Kalkflecke im rechten Hilus und unterhalb davon. Größerer Kalkfleck rechts paratracheal. Herz o. B. Zwerchfell l. seitlich verwachsen.	5. 2. 29: Die Fleckung hat stark zugenommen. Beide Lungenfelder mit Einschluß der Spitzen von einer sehr dichten, feinen Fleckung durchsetzt, die jetzt bds. infraklavikulär seitlich konfluiert. Herz verbreitert und hypertrophisch 10. 10. 29. wie am 5. 2. 29.

drei davon gestorben sind, und zwar einer infolge der Zunahme der Staubfibrose, zwei an einer komplizierenden Tuberkulose. Unter den 45 Fällen ließ sich 7mal (also in etwa 15,6%) eine aktive Tuberkulose feststellen (siehe Tabelle 16).

Tabelle 16. Übersicht über die feinfleckigen Stauberkrankungen.

	Zahl der Fälle	Verschlimmert	Davon verstorben
Weiter gearbeitet	4	3	—
Mit sicherer Tuberkulose	7	6	2
Nicht gearbeitet	34	9	1
Zusammen	45	18	3

Unter Nr. 69—76 wird in Tabelle 17 über acht weitere Gesteinshauer berichtet, die im feinfleckigen Stadium zur Beobachtung kamen und inzwischen verstorben sind. Bei zwei von ihnen wurde uns der später erfolgte Tod von den behandelnden Ärzten mitgeteilt, während wir selbst die Kranken nur einmal untersucht haben und über den Verlauf der Staubschädigungen nicht weiter unterrichtet sind. Die sechs anderen

Tabelle 17. Verstorbene Gesteins-

Name	Alter	Berufs-tätigkeit	Vorgeschichte	Klinischer Befund
69. J. v. d. H.	48	Etwa 20 J. St.	Trigeminusneuralgie nach Zahnerkrankung. Geringe Atemnot.	Gut genährt. Leichte Dyspnoe, hypersonorer Schall. Links unten feines Rasseln. Trigeminusneuralgie.
70. G. Wa.	62	Etwa 12 J. St. Etwa 12 J. K.	Seit 3 Monaten Abnahme, Erbrechen.	Verdacht auf Ca. ventric. Starrer Thorax. Leises Atemgeräusch.
71. K. Pl. (s. S. 20)	55	12 J. St. 20 J. K.	Magenschmerzen.	Magenkarzinom, Emphysem.
72. K. W. E. (s. S. 21)	61	30 J. St.	Brustschmerzen, Atemnot.	20. 12. 26. Coronarsklerose.
73. W. Si. (s. S. 22)	46	17 J. St.		1. 4. 29. Meningitis epidemis.
74. G. Ri. (s. S. 37)	55	16 J. K. 17 J. St.	Leibschmerzen, Leibschwellung.	Leberzirrhose, Lungen ohne Befund.
75. P. Re.	58	30 J. St. 11 J. K.	Seit 3 Jahren Atemnot und Herzklopfen.	März 28: Emphysem, Bronchitis. Vitalkap. 2650. Okt. 28: Emphysem, Sepsis.
76. H. Hö.	63	Etwa 30 J. Gesteinsh.	Atembeschwerden.	Miliartuberkulose.

kamen wegen interkurenter Krankheiten ins Krankenhaus und erlagen diesen. Die Sektion bestätigte das Vorhandensein von Staubveränderungen. Über einige dieser Fälle (Nr. 71—74) ist bereits im anatomischen Teil eingehend berichtet worden. In die obige Statistik sind sie nicht eingereiht, da sie nur kürzere Zeit verfolgt sind und ihre Hinzufügung die Statistik einseitig im Sinne des Krankenhausmaterials entstellen würde. Bemerkenswert ist, daß bei zwei von diesen acht Fällen autoptisch eine gleichzeitige Tuberkulose festgestellt wurde, so bei 76 eine typische akute Miliartuberkulose, bei 74 eine tuberkulöse Peritonitis, miliare Tuberkel der Hiluslymphknoten und anscheinend einige ältere tuberkulöse Lungenherde.

hauer mit feinfleckiger Silikose.

Röntgenbefund bei der ersten Untersuchung	Verstorben
15. 11. 23. Vermehrte netzförmige Lungenzeichnung mit eingelagerten feinen Flecken. Hilusschatten beiderseits vergrößert. Derbe Stränge beiderseits zum Zwerchfell. Rechte Zwerchfellverwachsungen. Im rechten Mittelfeld beginnen die Flecke zu konfluieren.	† 4. 10. 24. Näheres unbekannt.
6. 8. 25. Beide Lungenfeldar in ganzer Ausdehnung fein getüpfelt, am stärksten seitlich unterhalb der Lungenwurzeln.	† 18. 6. 27. An Magenkrebs.
28. 11. 26. Beide Lungenfelder von linsen- bis erbsengroßen Flecken durchsetzt.	† 28. 12. 26. Sektion: Magenkarzinom, Staubinduration der Lungen.
Keine Röntgenuntersuchung.	† 29. 12. 26. Sektion: Coronarsklerose, feinknotige Staubinduration der Lunge.
25. 1. 29. Feine Fleckung beider Lungen mit Konfluenz beiderseits seitlich.	† 3. 4. 29. Sektion: Meningitis epidemica, feinknotige Staubinduration der Lungen.
10. 9. 26. Beide Lungen fein gefleckt. Besonders infraklavikulär kleine Schwielen.	† 21. 9. 26. Sektion: Leberzirrhose, geringe Peritonitis tuberculosa, Staubinduration der Lungen Miliare Tuberkulose der Hilusdrüsen. Alte tuberkulöse Lungenherde?
Vermehrte Lungenzeichnung, feine Fleckung.	† 15. 11. 28. Autopsie: Leichte Staubinduration, Emphysem, Sepsis.
11. 12. 22. Beide Lungen fein gefleckt.	† 15. 12. 22. Sektion: Feinknotige Staubinduration mit Miliartuberkulose.

C. Gesteinshauer mit schwieliger Staubinduration.

Bei den vorgeschrittenen Stauberkrankungen ist die Entscheidung, ob die nachweisbaren Verdichtungen lediglich auf Staubeinwirkung zu beziehen sind oder ob eine gleichzeitige Tuberkulose mitwirkt, besonders schwierig. Es sind deswegen zunächst die Fälle zusammengestellt, in denen im Verlaufe der Beobachtung Tuberkelbazillen nachgewiesen wurden, neben den Staubveränderungen also sicher eine Tuberkulose vorlag. Später wird über die Fälle schwieliger Staublungenerkrankung berichtet, bei denen der Nachweis von Tuberkelbazillen nicht gelang. Für viele von diesen ist trotzdem die Mitwirkung von Tuberkelbazillen wahrscheinlich.

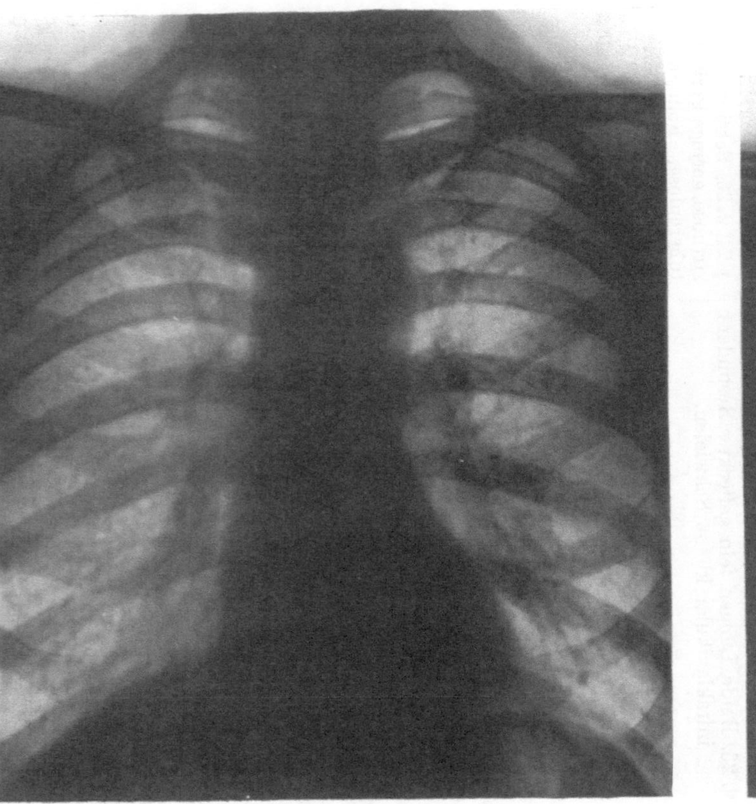

Abb. 15 a.

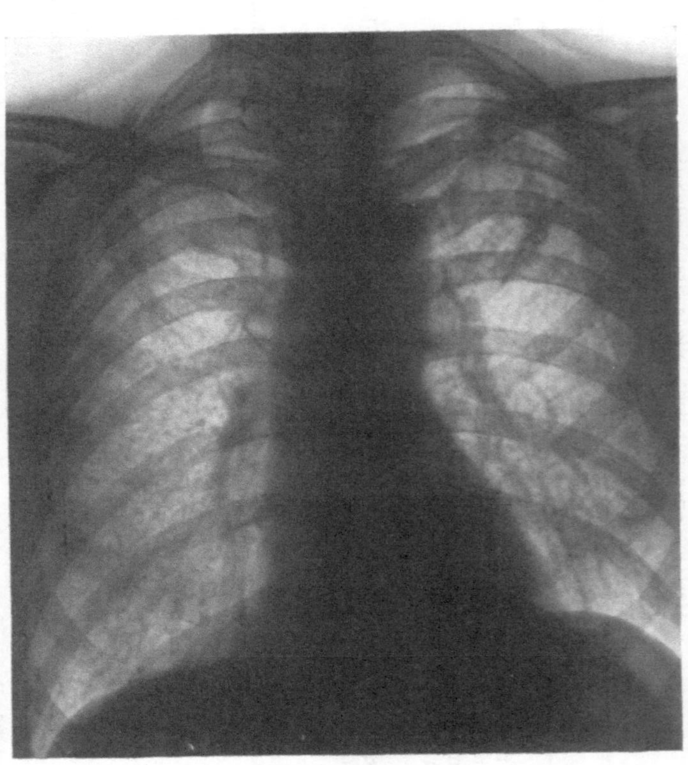

Abb. 15 b.

a) Schwielige Staublungen mit offener Tuberkulose.

Nr. 77. K. Le., 55 Jahre, 3 Jahre Gesteinshauer, 18 Jahre vor Kohle und Nebengestein. Frau 1919 an Lungentuberkulose gestorben. Seit kurzem Schmerzen im Oberbauch, Abmagerung. 12. X. 1926 Thorax starr. Lungengrenzen tief, wenig verschieblich. Beiderseits oben leichte Verkürzung. Auskultatorisch Lungen und Herz ohne Besonderheiten. Kein Husten oder Auswurf. Temperatur normal. Auf $^1/_{10}$, $^1/_5$, $^1/_2$ mg Alt-Tuberkulin keine Herd- oder allgemeine Reaktion. Zunahme von 2,5 kg.

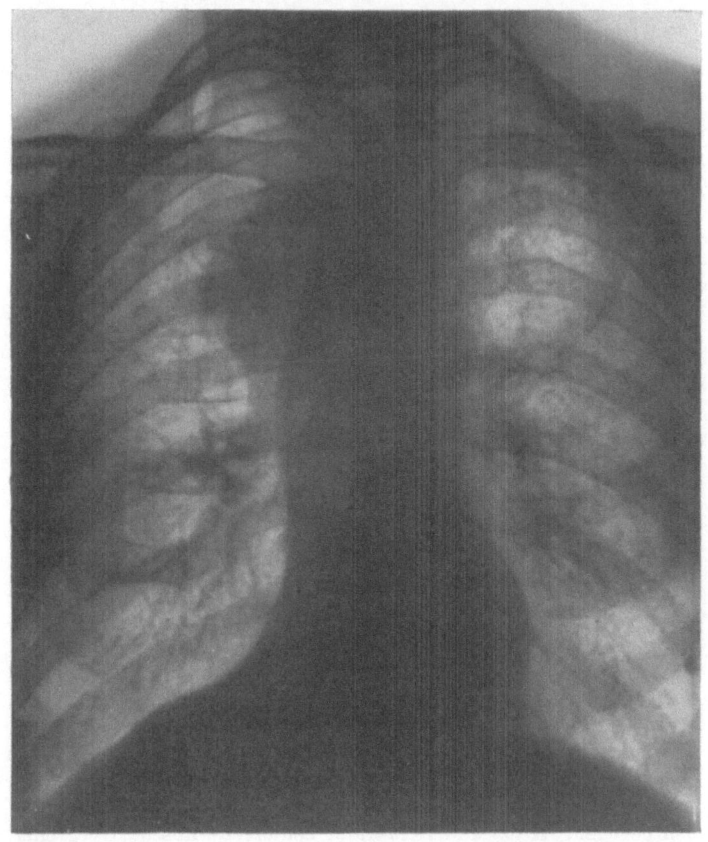

Abb. 16a.

Röntgenaufnahme 12. X. 1926 (siehe Abb. 16a): Beide Lungen in ganzer Ausdehnung fein getüpfelt. Dichtere gröbere Flecke links oben bis herab zur 1. Rippe. Über gänseeigroßer, scharf begrenzter tumorartiger dichter Schatten rechts neben der Trachea und durch den Gefäßschatten hindurch erkennbar, bis zur Mittellinie reichend. Hilusschatten beiderseits vergrößert. Zwerchfell tief. Erbsengroßer Kalkfleck oberhalb der linken Zwerchfellkuppe. Rechter Herz-zwerchfellwinkel ausgefüllt. Herzschatten schmal.

15. VIII. 1928: Bis März 1927 gearbeitet, seitdem durch Husten und Auswurf, Atemnot arbeitsunfähig. 10 Pfund abgenommen. Brustumfang 89/94 cm.

Dämpfung rechts oben bis zur 2. Rippe und in rechter Achselgegend mit knackenden Geräuschen. Verschärftes Atemgeräusch und kurzer Schall über der linken Spitze. Tuberkelbazillen —.

Röntgenaufnahme (siehe Abb. 16b): Rechtes Lungenfeld fast ganz in dichte Schattenmassen verwandelt, nur kleine Bezirke neben dem Mittelschatten weniger stark ergriffen. Beginnende zentrale Aufhellung. Gefäße und Trachea stark, Herz etwas nach rechts verzogen. Zwerchfell rechts seitlich verwachsen, hochgezogen. Linkes Spitzenfeld gleichmäßig verschattet. Die übrigen Lungenteile fein gefleckt. Links unten starkes kompensatorisches Emphysem, Fleckung

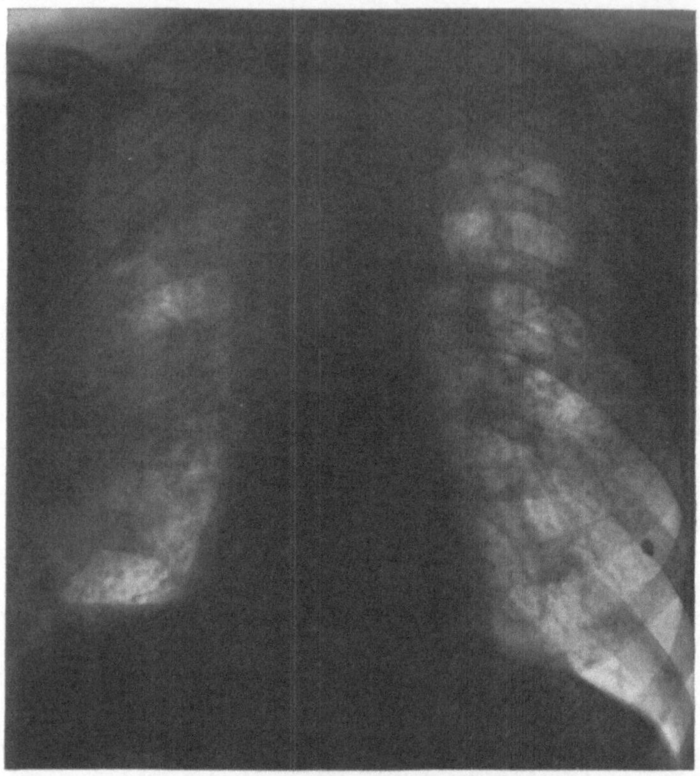

Abb. 16 b.

dort spärlicher, Kalkfleck höher getreten. Linker Hilusschatten vergrößert, nach oben außen gezogen. Herz- und Gefäßrand beiderseits unscharf begrenzt.

1. II. 1929: Brustumfang 90:93 cm. Rechts oben ausgedehnte Dämpfung mit bronchovesikulärem Atmen und zahlreichen feuchten, giemenden Nebengeräuschen. Linke Spitze gedämpft. Links überall rauhes Atemgeräusch ohne Nebengeräusche. Senkungsreaktion 30 Minuten. Im Auswurf spärliche Tuberkelbazillen. Kultur und Tierversuch ebenfalls positiv. Röntgenaufnahme: Die dicken Schattenmassen des rechten Oberfeldes haben sich in eine große Kaverne umgewandelt, weiter abwärts noch intensive Verschattung. Schrumpfung der rechten Seite hat zugenommen.

Das Bild von 1926 entspricht dem einer feinfleckigen Staublunge mit tumorähnlicher, scharf abgegrenzter Verdichtung rechts neben der

Trachea. Die stärkere Beteiligung der linken Spitze ließ schon damals an die Mitwirkung einer tuberkulösen Infektion denken, in ähnlicher Weise auch die sich in der Bildung eines einseitigen groben Schattens ausprägende Asymmetrie des Verdichtungsprozesses. Der sonstige Befund (keine Rasselgeräusche, Freiheit von Husten und Auswurf, keine Reaktion auf Tuberkulin) bot keine Verdachtsmomente. Der Nachweis der Tuberkelbazillen gelang erst 1929, der ausgedehnte Zerfall der tumorartigen Verdichtung macht die Wirkung von Tuberkelbazillen schon früher wahrscheinlich und läßt vermuten, daß auch bei der Entstehung der tumorartigen Verdichtung die Tuberkelbazillen mitgewirkt haben.

Bemerkenswert ist, daß der Tuberkulinversuch 1928, wo doch aller Wahrscheinlichkeit nach bereits eine aktive Tuberkulose vorlag, negativ ausfiel, während die Senkungsreaktion stark beschleunigt war.

Die Abnahme der Fleckung in den Unterfeldern und das Höhertreten des Kalkfleckes sind Folgen des die Lungenzirrhose begleitenden Emphysems.

Ein ähnliches Bild bietet der folgende Fall.

Nr. 78. W. Ba., 47 Jahre, 5 Jahre Kohlenhauer, seit 25 Jahren Gesteinshauer bis jetzt. Seit 1923 Atemnot, Bruststiche, wenig Husten und Auswurf, Gewichtsabnahme. Familie gesund.

11. IV. 1924: Gut genährt. Rechts oben intensive Dämpfung ,besonders unter dem Schlüsselbein und in der Achselgegend, mit aufgehobenem Atemgeräusch. Schall auch über der übrigen Lunge etwas kurz, leises Atemgeräusch ohne Nebengeräusche. Vitalkapazität 2200 ccm. Tuberkelbaz. 0. Temperatur normal.

Röntgenaufnahme 12. VI. 1924 (Abb. 17): Beide Lungenfelder in ganzer Ausdehnung von einer dichtstehenden feinen Fleckung durchsetzt, die in den Mittelgeschossen am dichtesten ist. Hilusschatten beiderseits verbreitert. Lungenzeichnung vermehrt. Rechts oben seitlich zwischen 1. und 4. Rippe sehr dichter medialwärts und nach unten ziemlich scharf begrenzter Schatten.

5. IV. 1926: Arbeitet als Förderaufseher. Mehr Atemnot und Husten. Gewicht unverändert. Rechts oben ausgedehnte Dämpfung, verschärftes Atemgeräusch mit zahlreichen feinen, klingenden Rasselgeräuschen. Links oben verschärftes Atemgeräusch, Knacken. Vitalkapazität 2000 ccm. Im Auswurf mikroskopisch Tuberkelbaz. 0. Tierversuch: Tuberkelbaz. +.

Röntgenaufnahme 5. IV. 1926: Der große Schatten rechts oben seitlich hat sich medialwärts bis fast zum Mittelschatten ausgedehnt. Gefäße und Trachea nach rechts verzogen. Zwerchfellverwachsungen beiderseits. Sonst unverändert.

Juli 1926: Im Sputum vereinzelt Tuberkelbaz. +.

23. IV. 1927: zu Hause verstorben.

Die ausgedehnte feine und gleichmäßige Fleckung beider Lungen spricht bei der Vorgeschichte des B. für Staubveränderungen. Die bereits 1924 vorhandene tumorähnliche, große infraklavikuläre Verdichtung rechts wurde schon damals, besonders wegen ihrer Einseitigkeit und der stärkeren Gewichtsabnahme des B. für tuberkulosilikotisch gehalten. 1926 wurden Tuberkelbazillen zunächst durch den Tierversuch, später auch mikroskopisch nachgewiesen. Die infraklavikuläre Verdichtung hatte sich ausgedehnt. Tod 1927.

Nr. 79. 17. VI. 1925: A. Cr., 49 Jahre, 10 Jahre Gesteins-, 25 Jahre Kohlenhauer bis jetzt. Atemnot bei Anstrengungen. Wenig Husten und Auswurf. Brustkorb starr. Beiderseits oben Dämpfung und Bronchialatmen. Rechts oben Rasseln. Tuberkelbaz. 0.

Röntgenaufnahme (siehe Abb. 18a): Beide Lungenfelder in ganzer Ausdehnung von feinen bis linsengroßen Flecken durchsetzt, die rechts infraklavikulär und seitlich bis herab zur 4. Rippe konfluieren. Links infraklavikulär seitlich beginnende Konfluenz. Kräftiges Herz. Kleine Zwerchfellverwachsungen.

29. IV. 1926: Arbeitet nicht mehr. Wohl. Gewichtszunahme. Auswurf geringer. Perkussion und Auskultation im wesentlichen unverändert. Einzelne diffuse pfeifende und brummende Geräusche. Bewegungsdyspnoe. Vitalkapazität

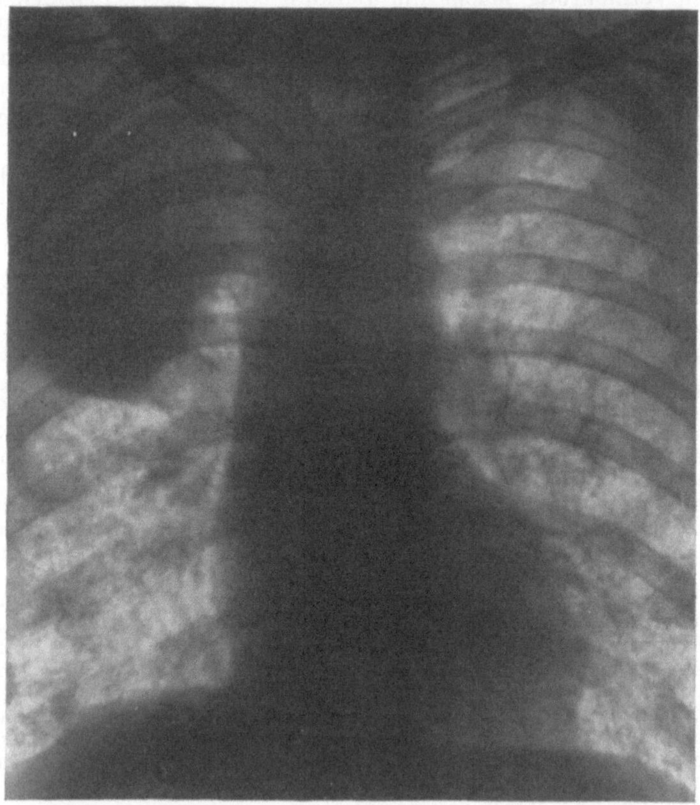

Abb. 17.

3000 ccm. Auswurf mikroskopisch Tuberkelbaz. +. Röntgenaufnahme: Flecke zahlreicher. Links infraklavikulär und im Mittelgeschoß größere Verdichtungsherde.

3. I. 1929: Reparaturhauer. Kurzluftigkeit hat zugenommen. Nur wenig Husten und Auswurf. Gewichtsabnahme. Brustumfang 87:92 cm. Vitalkapazität 2600 ccm. Blutsenkungsgeschwindigkeit nach Linzenmeier 4 Stunden 20 Minuten. Tuberkelbaz. 0. Röntgenaufnahme: Kompensatorisches Emphysem der untersten Lungenabschnitte, Fleckung dort spärlicher geworden. Die homogenen Schattenmassen beiderseits oben erstrecken sich jetzt auch in die Spitzenfelder. Rechts infraklavikulär seitlich kirschgroße Aufhellung. Zwerchfellverwachsungen haben zugenommen. Verwachsungen am rechten Herzrande. Herz nach beiden Seiten verbreitert. Trachea nach rechts verzogen.

7. I. 1930.: Reichsinvalide geworden, arbeitet nicht mehr. Klagt über Luftmangel, Husten, Auswurf. — Gewicht unverändert. Ernährungszustand ausreichend. Vitalkapizität 2500 ccm. Senkungsreaktion 1 Stunde 20 Minuten Brustumfang 90,5 : 94 cm. Beiderseits oben Dämpfung bis zur 3. Rippe bzw. Schulterblattmitte mit sehr verschärftem Atemgeräusch ohne Rasselgeräusche. Zähschleimiger Auswurf, mikroskopisch Tuberkelbaz. 0. Röntgenaufnahme (Abb. 18b); wie 1929. Die Aufhellung rechts infraklavikulär nicht mehr zu erkennen.

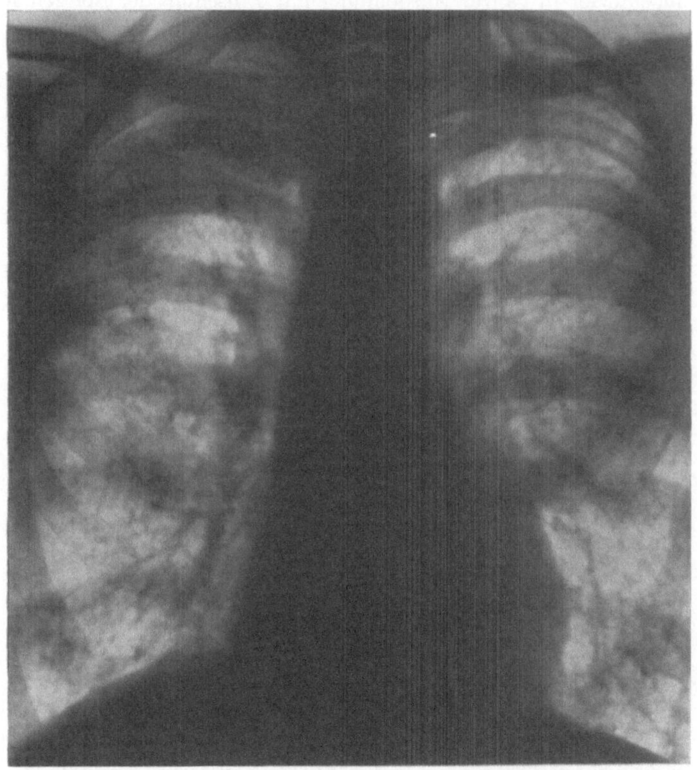

Abb. 18a.

Die gleichmäßige feine Fleckung beider Lungenfelder entsprach ganz dem Bilde einer Staublunge. Die konfluierenden Schattenmassen rechts oben seitlich, der Nachweis von Bronchialatmen über beiden, Rasselgeräuschen über der rechten Spitze ließ aber bereits 1925 an die Möglichkeit einer gleichzeitigen Tuberkulose denken, 1926 wurden Tuberkelbazillen nachgewiesen, die infraklavikulären zusammenhängenden Schattenmassen dehnten sich aus. Abweichend von dem Verhalten der meisten Fälle trat hier nach dem Nachweis von Tuberkelbazillen nur eine langsame Verschlimmerung ein, später Stillstand des Prozesses. 1929 arbeitete Cr. sogar wieder. Tuberkelbazillen waren nicht mehr mikroskopisch im Sputum nachweisbar. 1929 zeigten sich rechts oben Zerfallserscheinungen, die 1930 nicht mehr zu erkennen waren.

Nr. 80. H. Be., 40 Jahre, 13 Jahre Gesteins-, 4 Jahre Kohlenhauer. Verrichtet jetzt noch Gesteinsarbeit. Schwägerin und Bruder leiden an Lungentuberkulose. Er selbst hat seit einigen Jahren Atemnot und Herzklopfen bei der Arbeit, Husten und Auswurf.

22. V. 1926: Lungen perkussorisch und auskultatorisch regelrecht. Im Auswurf mikroskopisch einmal Tuberkelbazillen gefunden, viele andere Untersuchungen negativ. Tierversuch negativ. Röntgenaufnahme (Abb. 19a): Beide Lungenfelder in ganzer Ausdehnung mit Einschluß der Spitzen fein ge-

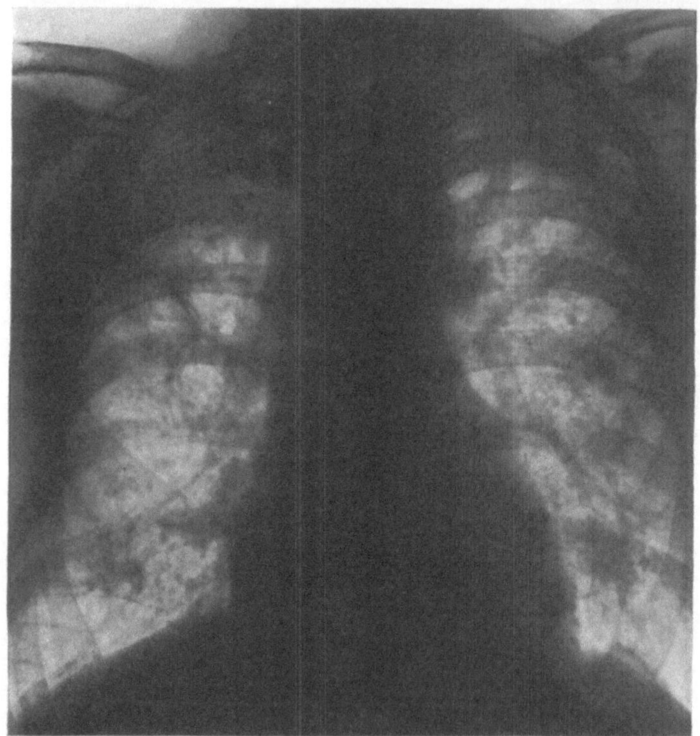

Abb. 18 b.

fleckt. Beiderseits infraklavikulär seitlich unscharf begrenzte, mehr homogene Schatten, links taubenei-, rechts hühnereigroß. Hilusschatten beiderseits verbreitert, unscharf begrenzt. Verwachsungen der hochgezogenen rechten Zwerchfellkuppe.

25. VIII. 1927: Seit 1926 Schießmeister. Tuberkelbaz. 0 (mikroskopisch und Tierversuch). Röntgenaufnahme: Im wesentlichen unverändert.

Mai 1928: Auswurf und Atemnot haben zugenommen. Temperatur normal. Tuberkelbaz. + (spärlich). Sehr gut genährt. Beiderseits oben Schallverkürzung, verschärftes Atemgeräusch, keine Rasselgeräusche. Röntgenaufnahme: Links oben haben sich die Schattenmassen ein wenig ausgedehnt, sonst unverändert.

28. III. 1929: Arbeitsunfähig; gut genährt. Beiderseits oben Bronchialatmen und klingendes Rasseln. Tuberkelbaz. + (vereinzelt). Brustumfang 94,5 : 98 cm. Vitalkapazität 2000 ccm. Senkungszeit 20 Minuten. Röntgenaufnahme (siehe

Abb. 19b): Schattenmassen beiderseits oben größer geworden. Links infraklavikulär pflaumengroße Kaverne.

Neben der typischen feinen Fleckung bestanden bereits 1926 größere infraklavikuläre Schatten, die wahrscheinlich der Mitwirkung von Tuberkelbazillen ihre Entstehung verdanken (Tuberkelbaz. spärlich +). Die Erkrankung verläuft ganz langsam progredient; erst 1929 hat sich das Infiltrat links erheblich vergrößert und beginnt zentral zu zerfallen.

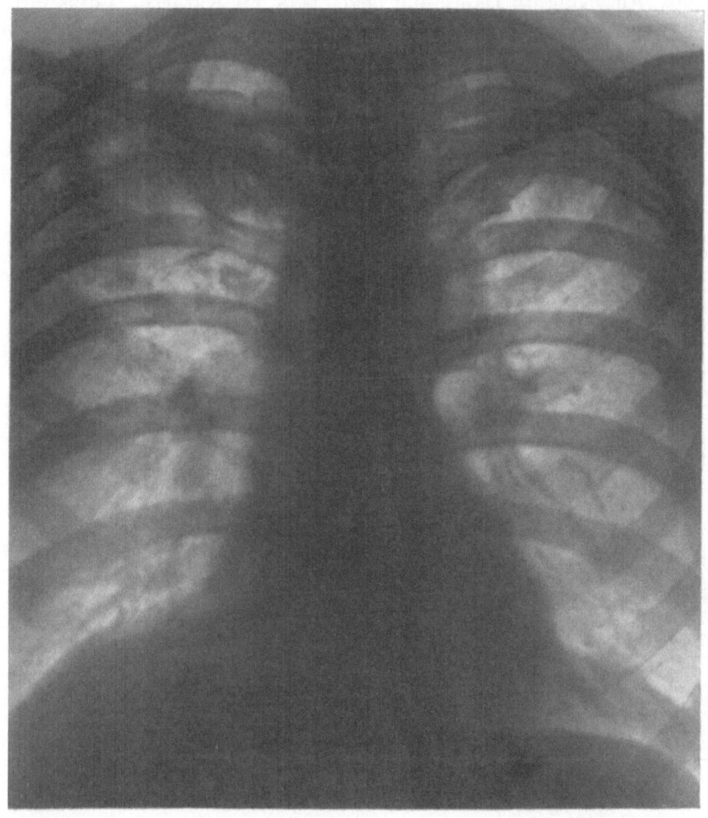

Abb. 19a.

Aber auch jetzt sind Bazillen nicht konstant im Sputum zu finden. Der Ernährungszustand ist noch immer sehr gut.

Nr. 81. K. Di., 48 Jahre, 13 Jahre Kohlen-, 15 Jahre Gesteinshauer bis 1924, jetzt Erdarbeiter. Seitenstechen, Atemnot, Husten, wenig Auswurf. Vor 2 Jahren Bluthusten, Abmagerung. Nachtschweiße, mitunter Hitzegefühl.

Beiderseits oben Schallverkürzung bis zur 3. Rippe und in den Achseln mit abgeschwächtem Atemgeräusch ohne Nebengeräusche. Links hinten unten Pleurareiben. Herz ohne Befund. Tuberkelbaz. 0.

Röntgenaufnahme 20. VII. 1925: Beide Lungenfelder in ganzer Ausdehnung mit Einschluß der Spitzen fein gefleckt. In den Mittelgeschossen Fleckung etwas gröber. Beiderseits seitlich zwischen Schlüsselbein und 3. Rippe dichte, zusammenhängende Schattenmassen. Hilusschatten beiderseits etwas groß.

1926: Arbeitsunfähig. Keine Abnahme. Tuberkelbaz. 0. Seitenteile der Lunge jetzt von den Spitzen an bis fast zum Zwerchfell in homogene Schattenmassen umgewandelt. Rechter Hilusschatten nach rechts verzogen. Kleine Zwerchfellverwachsungen.

18. III. 1927: Tuberkelbaz. 0; 11. I. 1928 : Tuberkelbaz. +.

9. II. 1929: Starke Atemnot, viel Husten und Auswurf. Gewichtsabnahme, Mattigkeit. Ausgedehnte Dämpfung beiderseits mit Katarrh. Links infraklavikulär Kavernensymptome. Brustumfang 80:83 cm. Subfebril. Tuberkelbaz. +.

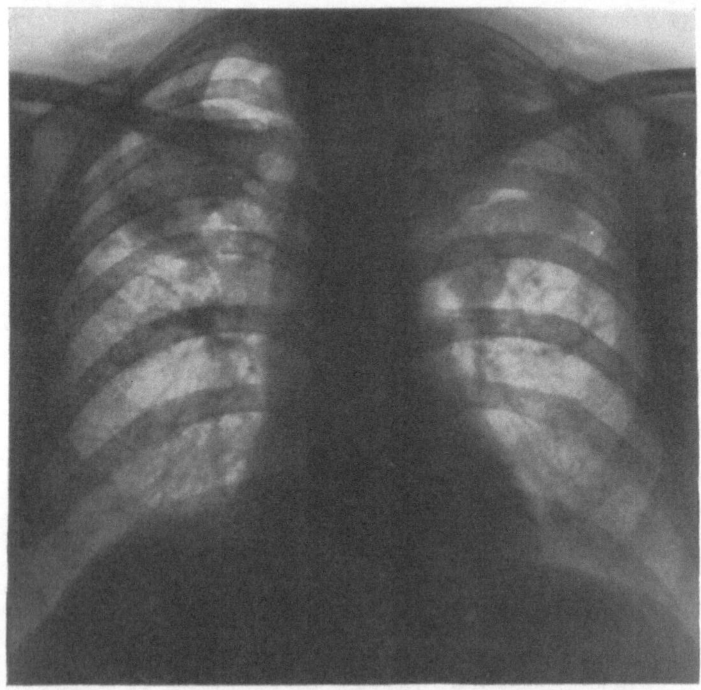

Abb. 19b.

Röntgenaufnahme: Linkes Lungenfeld in ganzer Ausdehnung intensiv verschattet. Links infraklavikulär seitlich großer Hohlraum mit Spiegelbildung. Herz und Gefäße nach links verzogen. Linke Zwerchfellkuppe nach oben verzogen. Starke Verwachsungen der rechten Zwerchfellkuppe. Rechts seitlich intensive Verschattung von der 2. Rippe bis zur 6., die medialwärts bis zum Hilus reicht und seitlich eine kleine Aufhellung zeigt. Die übrigen Teile der rechten Lunge gefleckt.

Am 4. III. 1929 verstarb Di. zu Hause.

Das Röntgenbild von 1925 unterscheidet sich nicht von den Bildern schwerer Staublunge, bei denen weder im Leben noch post mortem Anzeichen von Tuberkulose gefunden wurden. Abmagerung und Nachtschweiße, die vorangegangene Hämoptoe sprechen dafür, daß schon damals eine tuberkulöse Infektion vorhanden war. Anfang 1928 wurden Tuberkelbazillen nachgewiesen, von da ab tritt Kräfteverfall ein, das verdichtete Gewebe links zerfällt in großem Umfange.

Nr. 82. K. Sch., 52 Jahre, 30 Jahre Gesteinshauer. Familie gesund. Seit 1 Jahr Atemnot, Husten, wenig zäher Auswurf. Mäßig genährt. Emphysem. Schall beiderseits über den oberen und mittleren Lungenabschnitten verkürzt, Atemgeräusch dort verschärft. Zeitweise feuchte Rasselgeräusche, Pfeifen und Brummen. Temperatur normal. Tuberkelbaz. 0.

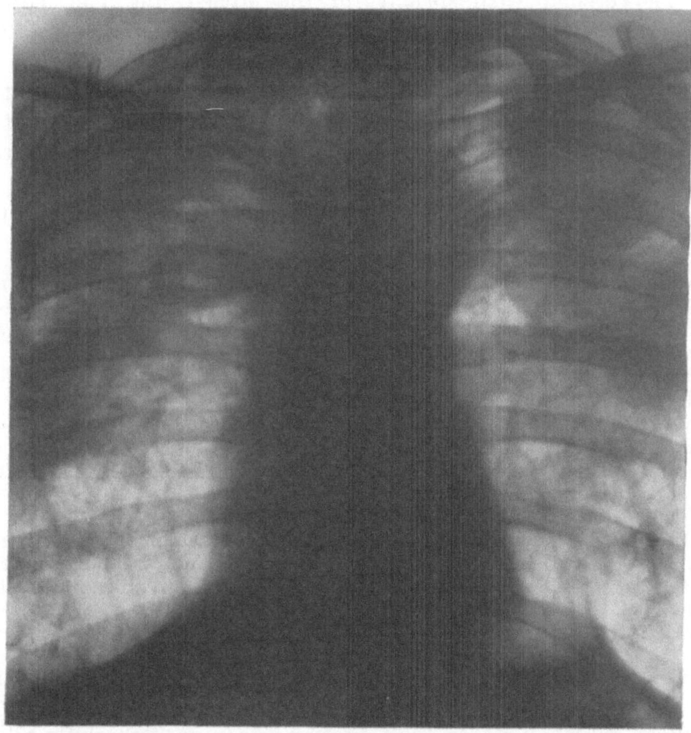

Abb. 20.

Röntgenaufnahme 25. VI. 1922: Beiderseits seitliche Lungenabschnitte von der 1. bis 6. Rippe intensiv und gleichmäßig verschattet. Die Gegend zu beiden Seiten des Herz- und Gefäßschattens und die untersten Lungenabschnitte zeigen kompensatorisches Emphysem und nur leichte Fleckung und Streifung. Spitzenfelder nur wenig ergriffen. Zackige Ausziehung der linken Zwerchfellkuppe. Rechter Herzzwerchfellwinkel verstrichen. Trachea nach rechts verzogen. Hilusschatten beiderseits stark nach oben verzogen.

26. I. 1926: Bis Ende 1924 gearbeitet, seitdem arbeitsunfähig. Starke Gewichtsabnahme. Mattigkeit. Viel Husten und Auswurf. Starke Atemnot. Atmung 40, Puls 96. Lungenbefund unverändert. Vitalkapazität 1000 ccm. Auswurf mikroskopisch frei von Tuberkelbazillen und elastischen Fasern. Tierversuch +. Röntgenaufnahme (siehe Abb. 20): Die großen Schattenmassen

beiderseits oben intensiver, höher nach oben gestiegen, ragen in die Spitzenfelder herein. Kompensatorisches Emphysem beiderseits unten noch stärker, Verziehung der Trachea hat zugenommen.

Sch. starb etwa 1 Jahr später zu Hause. Nach Angabe des behandelnden Arztes ist der Tod an Ateminsuffizienz eingetreten. Klinisch hat nicht das Bild einer Tuberkulose bestanden.

Das Röntgenbild zeigt hier die typische Schmetterlingsfigur. Die großen seitlichen Schwielen sind im Zeitraum von 1922—1926 geschrumpft, unter stärkerer Entwicklung des kompensatorischen Emphysems, ein Vorgang, der zwar räumlich einen Rückgang der Verdichtungsprozesse, funktionell aber keine Besserung darstellt.

Der Tierversuch 1926 spricht für die Mitwirkung von Tuberkelbazillen. Der seit 1925 einsetzende Gewichts- und Kräfteverfall läßt auch klinisch daran denken.

Nr. 83. A. Fa., 53 Jahre, 21 Jahre Gesteinshauer, bis 1923. Seit 1925 Reichsinvalide. Gesunde Familie. Seit 1923 zunehmende Atemnot. Viel Husten und Auswurf. Leichte Gewichtsabnahme. Sputum mikroskopisch negativ. Zwei Meerschweinchenversuche positiv. Emphysem, diffuse Bronchitis. Schallabschwächung rechts oben und in der rechten Achselgegend.

Röntgenaufnahme 8. V. 1926: Beiderseits neben dem Gefäßschatten, von diesem teilweise durch lufthaltiges Gewebe getrennt, große, dichte Schattenmassen mit fleckiger Umgebung. Die Schattenmassen sind mit dem hochgezogenen Hilusschatten verschmolzen. Starkes Emphysem der Unterfelder. Feine Stränge ziehen rechts von den Schattenmassen zum Zwerchfell. Zwerchfell- und Perikardverwachsungen. Hilusschatten beiderseits verzogen.

24. XI. 1926: Beiderseits oben Dämpfung mit klingendem Rasseln. Tuberkelbaz. 0. Röntgenaufnahme: Obere und mittlere Lungenabschnitte beiderseits von dichten Schattenmassen eingenommen. Zahlreiche kleine Aufhellungen darin. Feine Fleckung der übrigen Lungenteile.

1927: Sputum mikroskopisch 0, Tierversuch +.

29. V. 1928: Abgemagert. Ruhe dyspnoe. Tuberkelbaz. 0. Röntgenaufnahme: Schattenmassen neben dem Gefäßschatten unter Bildung großer Kavernen zentral zerfallen. Emphysem der unteren Abschnitte noch stärker geworden.

März 1929 zu Hause verstorben.

Anamnese, Freibleiben der Spitzen, Symmetrie der Veränderungen, anfangs Mißverhältnis zwischen klinischen und röntgenologischen Erscheinungen sprechen dafür, daß es sich um eine Tuberkulo-Silikose, nicht um eine Tuberkulose allein handelt. Die Tuberkelbazillen sind nie mikroskopisch, aber wiederholt durch Tierversuch nachgewiesen worden.

Nr. 84. K. Kr., 44 Jahre, etwa 21 Jahre Gesteinshauer, danach Kohlenhauer bis jetzt. Seit $^{1}/_{2}$ Jahr Schwindel, Schweißausbruch und Atemnot bei Anstrengungen. Brust- und Rückenstiche. 10 Pfund Gewichtsabnahme. Husten, Auswurf, Schwächegefühl. Ein Bruder an Staublunge mit Tuberkulose gestorben.

28. IV. 1927: Mäßiger Ernährungs- und Kräftezustand. Etwas starrer Thorax, bleibt links zurück. In der linken Achselgrube markstückgroße periostale, druckempfindliche Anschwellung. Lungen und Herz perkussorisch und auskulta-

torisch regelrecht. Vitalkapazität 2800 ccm. Leichte Bewegungsdyspnoe. Temperatur normal. Auf 0,001 Alt-Tuberkulin subkutan keine Reaktion. Tuberkelbaz. mikroskopisch 0. Von zwei mit Sputum geimpften Meerschweinchen erkrankt das eine an Tuberkulose, das andere bleibt gesund. Röntgenaufnahme (siehe Abb. 21a): Beide Lungenfelder in ganzer Ausdehnung von zahllosen feinen bis linsengroßen Flecken durchsetzt, die in den Mittelgeschossen am dichtesten stehen und beiderseits in der Nachbarschaft der vergrößerten Hilusschatten konfluieren. Einzelne Flecke sind etwas größer, erbsen- bis bohnengroß.

K. gibt die Arbeit auf. — April 1928: Operation eines kalten Abszesses in der linken Achsel, der von einer kariösen Rippe ausgeht. Im Abszeßeiter mikroskopisch Tuberkelbazillen.

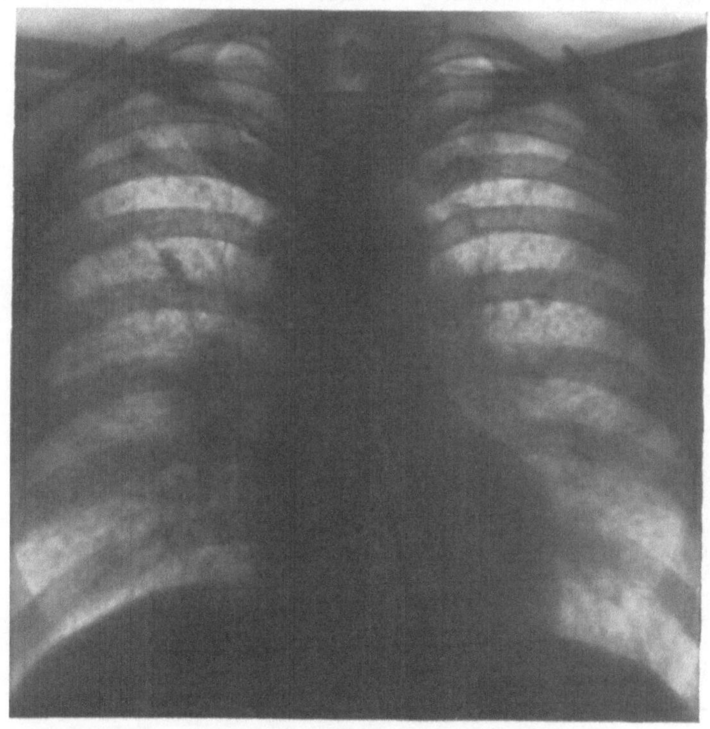

Abb. 21a.

18. V. 1928: Der Röntgenbefund stimmt im wesentlichen mit dem von 1927 überein.

20. II. 1929: Viel Husten, wenig Auswurf. 30 Pfund verloren. Sehr mager. Ruhedyspnoe. Atemgeräusch leise, keine Nebengeräusche, keine Dämpfung. — Röntgenaufnahme (siehe Abb. 21b): Flecke größer und intensiver geworden, unscharf begrenzt, konfluieren vielfach.

8. XI. 1929: Rechts ist die Konfluenz der Flecke noch stärker geworden.

Die Mitwirkung der Tuberkelbazillen ist hier bereits 1925 durch den Tierversuch sichergestellt. Familiäre Belastung, Gewichts- und Kräfteabnahme, ein periostaler kalter Abszeß sprachen auch damals schon klinisch in diesem Sinne. Das Röntgenbild zeigt gewisse Unterschiede gegenüber der Staublunge: sehr starke Vergrößerung der Hilusschatten, Häufung der Flecke in der Nachbarschaft des Hilus und eine Ungleichheit der Fleckengröße. Es ist nach dem klinischen und röntgenologischen Bilde wohl anzunehmen, daß hier die Tuberkulose bei der Entstehung der Fleckung mitbeteiligt ist.

Nr. 85. G. K., 54 Jahre, 32 Jahre Gesteinshauer. Familie gesund. Seit 1 Jahr Magenbeschwerden, trockener Husten, Abmagerung.

Mäßig genährt, Emphysem. Rechts oben Dämpfung. Atemgeräusch rein. Temperatur normal. Tuberkelbaz. 0. Arbeitsdyspnoe. Röntgenaufnahme 10. VIII. 1926: Beide Lungenfelder in ganzer Ausdehnung von streifig-fleckiger Zeichnung durchsetzt, rechts mehr als links. Rechts seitlich unter der 3. Rippe

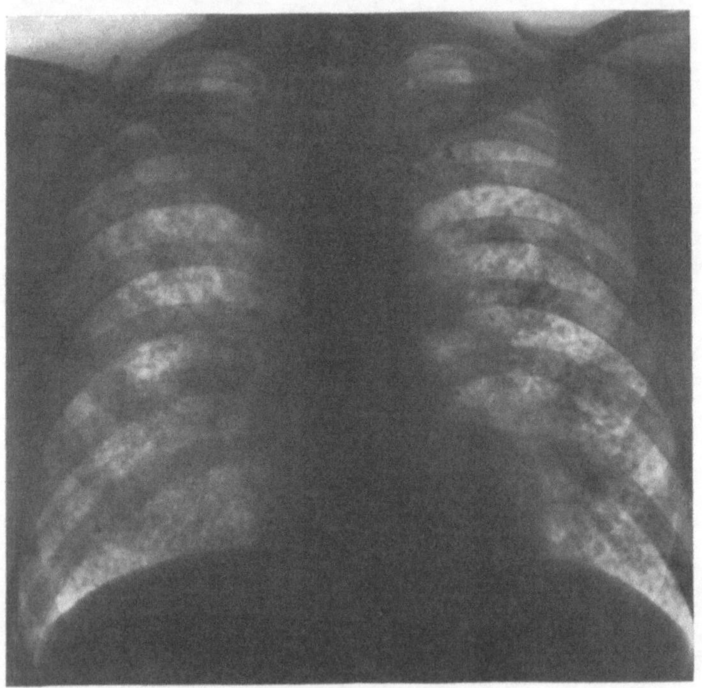

Abb. 21 b.

hühnereigroßer, dichter Schatten. Breiter Gefäßschatten. — April 1928 fieberhafte Rippenfellentzündung.

4. IX. 1928: 26 Pfund abgenommen. Senkungszeit 39 Minuten. Tuberkelbaz. +. Beiderseits oben Schallverkürzung mit sehr verschärftem Atemgeräusch und feuchten Rasselgeräuschen. Röntgenaufnahme: Fast das ganze rechte Lungenfeld grobfleckig konfluierend verschattet. Links ist das Obergeschoß bis herab zur 4. Rippe streifig-fleckig verschattet. Im linken Unterfeld kompensatorisches Emphysem, von derben Strängen und feinen Flecken durchsetzt. Aortenschatten springt stark nach beiden Seiten vor. Zwerchfellverwachsungen beiderseits.

Der massive Schatten im rechten Mittelgeschoß im Jahre 1926 ist wohl schon tuberkulöser Natur, wenn auch Bazillen zunächst nicht nachweisbar sind. Später dehnt der Prozeß sich rasch in unsymmetrischer Weise aus, und Tuberkelbazillen werden gefunden.

Über drei früher längere Zeit beobachtete und zur Autopsie gelangte Fälle von Tuberkulo-Silikosis (Nr. 86—88) hat 1926 Eickenbusch[1] aus unserem Krankenhause berichtet. Zwei weitere Fälle (Nr. 89 und 90) sind bereits im anatomischen Teil (siehe S. 45 und 43) erörtert worden. Auch der dort ausführlich geschilderte Fall We. (Nr. 91) kann hierher gerechnet werden, bei dem zwar die klinische und histologische Untersuchung keinen Beweis für eine Tuberkulose erbrachten, Tierversuch und Züchtung aus der Leichenlunge aber dafür sprachen (siehe S. 34).

Tabelle 18 gibt kurz die wesentlichsten Daten wieder.

Es sind hier zunächst diejenigen 15 Fälle zusammengestellt worden, bei denen im Laufe der Beobachtungszeit eine Tuberkulose nachgewiesen wurde. Von diesen sind bereits 10 verstorben, 5 lebten noch bei der letzten Nachforschung, 3 davon in so schwerkrankem Zustande, daß mit ihrem baldigen Tode gerechnet werden mußte. Bei allen hatten die röntgenologisch nachweisbaren Verdichtungsprozesse zugenommen.

Bei einigen wurden Tuberkelbazillen sofort bei der ersten Untersuchung nachgewiesen (Nr. 80, 83, 84, 86). Bei den anderen erst nach einem oder mehreren Jahren der Beobachtung, bei K. (Nr. 90) bei der Autopsie. Bei W. (91) gab die histologische Untersuchung keine Anzeichen für Tuberkulose, Tierversuch und Züchtung fielen positiv aus.

Das Röntgenbild ließ in mehreren Fällen die mitwirkende Tuberkulose vermuten. So sprach bei B. (87) die massive Verschattung der ganzen Ober- und Mittelfelder und Kavernenbildung bereits 2 Jahre vor dem Nachweis der Tuberkelbazillen für das Vorhandensein einer Tuberkulose. Bei K. (84) wich das Röntgenbild von dem üblichen der Staublunge dadurch ab, daß die Konfluenz der Flecke am stärksten in der Hilusgegend war, während bei der typischen Staublunge die Seitenteile bevorzugt sind. Bei M. (86) wies der Spontanpneumothorax auf die Tuberkulose hin. Bei L. (77) und B. (78) fielen große einseitige tumorartige, bei K. (85) doppelseitige asymmetrische ausgedehnte Verdichtungen auf. Es muß aber daran erinnert werden, daß auch in dem autoptisch untersuchten und als reine Staublunge beschriebenen Falle Z. (siehe S. 29ff.) solche asymmetrischen Verdichtungen zu beobachten waren.

Bei B. (88) war eine einseitige tuberkulöse Oberlappenerkrankung mit entsprechendem Röntgenbefund etwa 9 Jahre vorher vorangegangen.

In manchen Fällen unterschied sich der Röntgenbefund in nichts von dem einer typischen Staublunge; so lag bei B. (Nr. 80) 1926 eine gleichmäßige feine Fleckung beider Lungenfelder mit gröberen symmetrischen infraklavikulären Verdichtungen vor, das gleiche Bild wurde bei D. (81) gefunden. Die typische Schmetterlingsfigur boten Sch. (Nr. 82) 1922, K. (Nr. 90) 1925, ein ähnliches Bild M. z. H. (Nr. 89) 1925. Im weiteren Verlauf verrät allerdings das Röntgenbild oft durch Kavernenbildung, daß eine Tuberkulose im Spiele ist.

---

[1] Eickenbusch: Beitr. Klin. Tbk. **64** (1926).

Tabelle 18. Weitere Fälle

Name	Alter	Berufs-tätigkeit	Vorgeschichte	Klinischer Befund
86. A. M. (s. Eicken-busch, Nr. 1)	42	18 J. St.	Juni 19 Bluthusten. Seit März 24 krank (Lunge). 14. 12. 24. Spontanpneu-mothorax.	24: Spannungs-Pneumo-thorax L.-R. oben bis zur 3. Rippe Dämpfg. mit Bronchialatmen u. klin-genden R.G. Im Sputum Tbk. +, reichlich Kohle- u. Gesteinssplitter. — Absaugung des Pneumo-thorax (1200 ccm). Nach 4 Woch. nochmals Spon-tanpneumothorax l., der n. Absaug. völlig u. dau-ernd zurückgeht. Sept. 25 Meningitis tbk., Tod.
87. J. B. (s. Eicken-busch, Nr. 2)	44	27 J. St.	Seit 22 Atemnot, etwas Husten und Auswurf. Juli 23 schwere Staub-lunge festgestellt. 4. 9. 24. Spontanpneumothorax.	10. 10. 24: Mager. Bds. oben Dämpfg. mit ver-schärft. A. G. Trockene Bronchitis, Wandständi-ger Pneumothorax l. Fie-berfrei. Tbk. 0. Absau-gung des Pneumothorax, bildet sich zurück. Sept. 25: Tbk. +. Ausge-sproch. Cavernensympt.
88. W. B. (s. Eicken-busch, Nr. 4)	45	21 J. St.	1916: Lungenspitzen-katarrh rechts.	März 25: Gut genährt. Bds. oben Dämpfg., r. oben verschärftes A. G. Vitalkap. 1500. Tbk. 0. 15. 3. 26: Mager. Tbk. +, Kehlkopftbk. Dämpfg. bds. oben bis herab zur 4. Rippe mit bronchial. u. amphorischem A. G. u. groben, klingenden R. G.
89. M. z. H. (s. S. 45)	36	5 J. St. 7 J. K	Seit 1 Jahr Atemnot.	27. 4. 25: Bds. seitlich Dämpfg., Bronchitis. 17. 11. 26: Spontanpneu-mothorax l., Tbk. +, Empyembildung. 19. 11. 26 †.
90. F. K. (s. S. 43)	48	12 J. K. 12 J. St.	Seit 2 Jahren Husten, Atemnot, Nacht-schweiße.	10. 6. 27: Atemgeräusch bds., oben verschärft. Tbk. 0., † 30. 4. 28.
91. A. W. (s. S. 34)	47	27 J. St.	Atemnot in letzter Zeit.	27: Cyanose, Dyspnoe. Dämpfg. bds. über obe-ren Lungenteilen. Aus-gedehnte, feine, feuchte Bronchitis. Herzinsuffi-zienz, Leberschwellung.

von Tuberkulo-Silikose.

Röntgenbefund	Autopsie
Pneumothorax l. Grobfleckig-konfluierende Verschattung beider Lungen, am dichtesten in den Seitenteilen. Emphysem der untersten Abschnitte. Bds. infraklavikulär pflaumengroße Caverne.	Prof. Schridde. Schwere Staublunge (mikrosk. Keloidose). Stellenweise tuberkulöse Herde. Chem. hoher Kieselsäuregehalt der Lungen.
Juli 1923: Starke symmetrische Verschattung der mittl. Lungenteile. Bds. infraklavikulär Cavernen. Feine Fleckung der übrigen Lungenteile. Emphysem der untersten Abschnitte. Okt. 24: Pneumothorax l., sonst unverändert. Sept. 25: Zunahme der Verdichtungen, Zerfall.	Januar 26 zu Hause verstorben.
1923: Stark vermehrte Lungenzeichnung bds. — Feine Fleckung der oberen und mittleren Lungenteile. R. seitlich zwischen 2. und 5. Rippe homogene Schatten. Hilus bds. verbreitert. März 25: Bds. obere und mittlere Lungenteile konfluierend verschattet, unten feine Fleckung. März 26: Kavernöser Zerfall.	5. 4. 26 verstorben.
27. 4. 25: Seitliche und untere Lungenteile stark verschattet. Die übrigen Teile fein gefleckt. 16. 11. 25: Pyopneumothorax l., sonst unverändert.	Prof. Schridde: Ausgedehnte, schwere Silikose (mikrosk. typ. Keloidose) mit Tbk. Chem.: Hoher Kieselsäuregehalt der Lungen.
10. 6. 27: Seitenteile der Mittel- u. Obergeschosse dicht verschattet. R. infraklavikulär kleine Caverne. Feine Fleckung der übrigen Lungenteile, kompensatorisches Emphysem der untersten Lungenteile.	Dr. Husten: Ausgedehnte Tuberkulo-Silikose.
1. 4. 24: Spitzenfelder u. Seitenteile der Obergeschosse bis zur 3. Rippe verschattet. Hilus bds. verbreitert. Seitlich unterhalb des Hilus bds. große Flecke. Zwerchfellverwachsungen. Herzdilatation und Herzhypertrophie. 21. 2. 27: Beide Lungenfelder fast in ganzer Ausdehnung von konfluierenden Schattenmassen durchsetzt.	Prof. Schridde: Hochgradige Silikose (Keloidose) beider Lungen. Histologisch kein Anhalt für Tbk Tierversuch aus beiden Oberlappen positiv. Züchtung aus linkem Oberlappen positiv, aus rechtem negativ.

Oft wies der klinische Befund deutlicher als der röntgenologische frühzeitig auf die Tuberkulose hin, so die Abmagerung schon zur Zeit der ersten Untersuchung bei L. (Nr. 77), K. (Nr. 85), F. (Nr. 83), D. (Nr. 81), eine klinisch einseitige Spitzenaffektion bei K. (Nr. 85), Bluthusten und Nachtschweiße bei D. (Nr. 81), K. (Nr. 90).

Manchmal wieder ist man erstaunt über den negativen klinischen Befund, wenn bereits Bazillen im Auswurf nachweisbar sind (B., Nr. 80). Die Tuberkulinreaktion fällt mehrfach negativ aus (L., Nr. 77, K., Nr. 90).

Von Wichtigkeit ist die Frage nach dem Beginn der tuberkulösen Infektion. Tritt im allgemeinen die Tuberkulose erst zu der voll entwickelten Staublunge hinzu, oder verdanken die großen massiven Verschattungen ihre Entstehung bereits einem Zusammenwirken von Staub und Tuberkulose? Manchmal lassen sich Tuberkelbazillen zu einem Zeitpunkt nachweisen, wo erst kleinere geballte Schatten bestehen. Wenn wir dann im Laufe der Folgezeit deren Vergrößerung und Zerfall beobachten, dürfen wir annehmen, daß diese Schattenmassen wohl von Anfang an von der tuberkulösen Infektion mit beeinflußt sind. Und oft deuten klinische Symptome (Abmagerung, Nachtschweiße, einseitige Spitzenaffektion) schon mehrere Jahre vor dem Nachweis der Bazillen auf deren Tätigkeit hin. In anderen Fällen bleibt es zweifelhaft, ob die Tuberkulose von Anfang an bei der Entstehung der kompakten Schattenmassen beteiligt ist oder erst später hinzutritt. So besteht bei K. Sch. (Nr. 82) von 1922—1925 eine typische symmetrische Verschattung der seitlichen Lungenteile ohne irgendwelche auf Tuberkulose verdächtige Zeichen. Erst 1925 setzt der Kräfteverfall ein, 1926 gelingt der Bazillennachweis. Bei M. z. H. (Nr. 89) begann die Abmagerung $^1/_2$ Jahr nach Feststellung der schmetterlingsförmigen Verdichtung. Bei den übrigen Fällen weisen aber entweder klinische oder röntgenologische Zeichen vom Beginn der Beobachtung auf eine mitwirkende Tuberkulose hin.

Die Durchmusterung dieser Krankengeschichten zeigt, daß es unmöglich ist, aus dem Röntgenbild allein eine Entscheidung abzugeben, ob eine reine schwielige Staublunge oder eine Tuberkulo-Silikose vorliegt. Manchmal bieten klinische Symptome wichtige Anhaltspunkte für Tuberkulose, oder die Sputumuntersuchung erbringt den Beweis dafür; in anderen Fällen aber gelingt dieser Nachweis erst nach Jahren, trotzdem rückblickend angenommen werden muß, daß die Tuberkulose schon lange bei der Entwicklung des Krankheitsprozesses beteiligt ist. Wir werden daher bei der ersten Feststellung schwerer Staubveränderungen sehr oft nicht sagen können, ob eine reine Silikose oder eine Tuberkulo-Silikose vorliegt und müssen anerkennen, daß recht häufig bei der weiteren Beobachtung die Mitwirkung der Tuberkulose sich erweist.

Deshalb beschränken wir uns darauf, in der folgenden Übersicht über den Verlauf von Fällen schwerer Staublunge ohne Nachweis von Tuberkelbazillen in jedem einzelnen Falle das Pro und Contra einer tuberkulösen Infektion zu erörtern, ohne eine Einteilung in tuberkuloseverdächtige und tuberkulosefreie zu machen.

b) Schwielige Staublunge ohne Nachweis von Tuberkelbazillen.

Nr. 92. P. A., 42 Jahre, 12 Jahre Kohlen-, 3 Jahre Gesteinshauer, arbeitete bisher. Seit 7 Wochen Brustschmerzen, trockener Husten, zeitweise Nachtschweiße. Mutter und ein Bruder an Lungentuberkulose gestorben.

5. X. 1926: Rechte Seite bleibt etwas zurück. Rechts vorn unten verminderte Verschieblichkeit. Atemgeräusch verschärft, keine Rasselgeräusche, keine Dämpfung. Tuberkelbaz. 0 (mikroskopisch und Tierversuch). Vitalkapazität 2500 ccm. Auf 0,01 und 0,1 mg Alt-Tuberkulin subkutan keine Reaktion, auf 0,4 mg

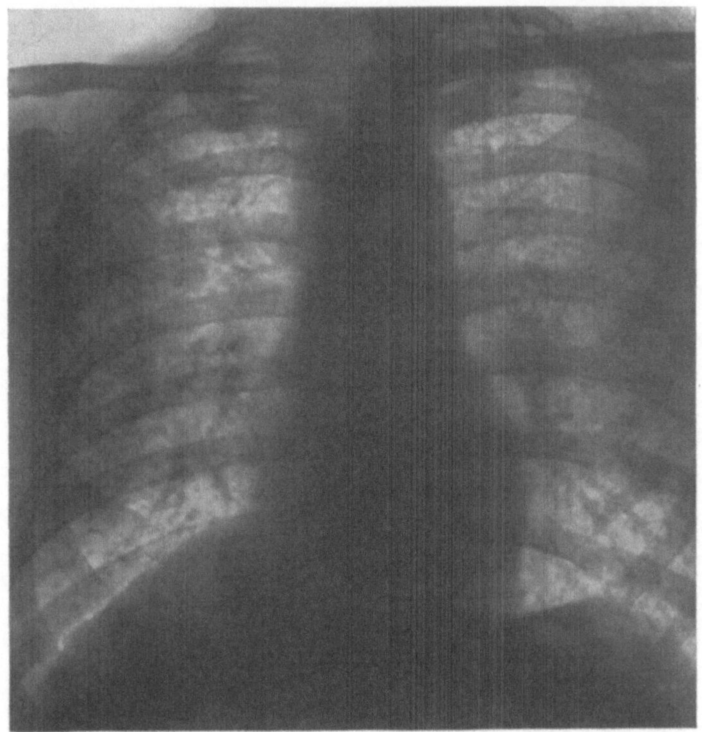

Abb. 22 a.

Fieber bis 40⁰, feuchte Rasselgeräusche rechts oben. Röntgenaufnahme (Abb. 22a): Beide Lungen in ganzer Ausdehnung fein gefleckt, in den Mittelgeschossen am dichtesten, Fleckung beginnt dort zu konfluieren. Linker Hilusschatten vergrößert. Emphysem beiderseits unten. Rechte Zwerchfellkuppe hochgezogen. Verwachsungen an der linken Zwerchfellkuppe.

Arbeitete seitdem nicht mehr vor Kohle oder Stein. 1928 Zimmerhauer.

24. V. 1928: Wenig Husten, kein Auswurf, keine Abnahme. Atemnot bei Bewegung. — Rechte Spitze verkürzt, knackende Geräusche dort. Sonst unverändert. — Röntgenaufnahme (Abb. 22b): Sehr starke Zunahme der Verdichtungen. Ober- und Mittelfelder beiderseits von dichten Schattenmassen durchsetzt, neben denen noch zahllose kleine Flecke erkennbar sind. Starkes Emphysem der unteren Lungenabschnitte. Beiderseits zeltförmige Zwerchfellverwach-

sungen. Hinter der linken 3. Rippe mandelgroßer Hohlraum. Herzbeutel zipfelig an den rechten Hilus herangezogen. Hilusschatten beiderseits nach oben außen verzogen.

Innerhalb von 2 Jahren hat also der Verdichtungsprozeß stark zugenommen, trotzdem A. nicht weiter der Staubeinwirkung ausgesetzt war.

Die familiäre Belastung, die Herdreaktion auf Alt-Tuberkulin, das Auftreten eines einseitigen Spitzenkatarrhs, die Kavernenbildung machen die Mitwirkung des Tuberkelbazillus wahrscheinlich.

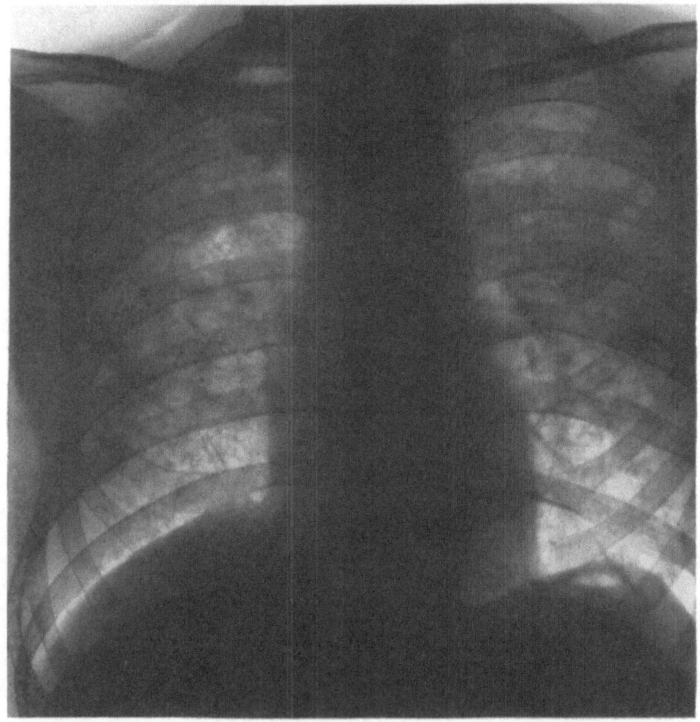

Abb. 22 b.

Bemerkenswert ist auch hier der geringe perkussorische und auskultatorische Befund und die geringen subjektiven Beschwerden bei der starken Ausdehnung des Krankheitsprozesses.

Ähnlich liegen die drei folgenden Fälle.

Nr. 93. W. W., 51 Jahre, 24 Jahre Gesteinshauer bis 1922. Seit Oktober 1924 Berginvalide. Seit November 1926 10 Pfund Abnahme. Brustbeklemmung. Nur wenig trockener Husten. Familie gesund.

Schwächlich, mager. Beiderseits oben Verkürzung mit verschärftem Atemgeräusch. Rechts oben Knacken. Blutdruck 85 mm Hg. Tuberkelbaz. 0 (mikroskopisch und Tierversuch). Röntgenaufnahme 13. XII. 1926: Beiderseits Zwerchfellverwachsungen. Hochziehung der rechten Kuppe. Kompensatorisches Emphysem der unteren Lungenabschnitte. Dichte Schattenmassen beiderseits seitlich zwischen 1. bis 4. Rippe. Die übrigen Lungenteile von zahlreichen, etwa linsengroßen Flecken durchsetzt. Hilusschatten beiderseits nach oben und seitlich verzogen. Starke Verziehung der Trachea nach rechts. Erbsengroße Kalkflecke im oberen Teil des rechten Hilus. Ein linsengroßer Kalkfleck im rechten 2. Interkostalraum seitlich.

18. VIII. 1928: Atemnot, Brustschmerzen, Nachtschweiße, keine Abnahme. Vitalkapazität 3000 ccm. Brustumfang 93:99 cm. Senkungszeit 3 Stunden 31 Minuten. Tuberkelbaz. 0 (mikroskopisch und Tierversuch).

Röntgenaufnahme (siehe Abb. 23): Die großen seitlichen Verdichtungen

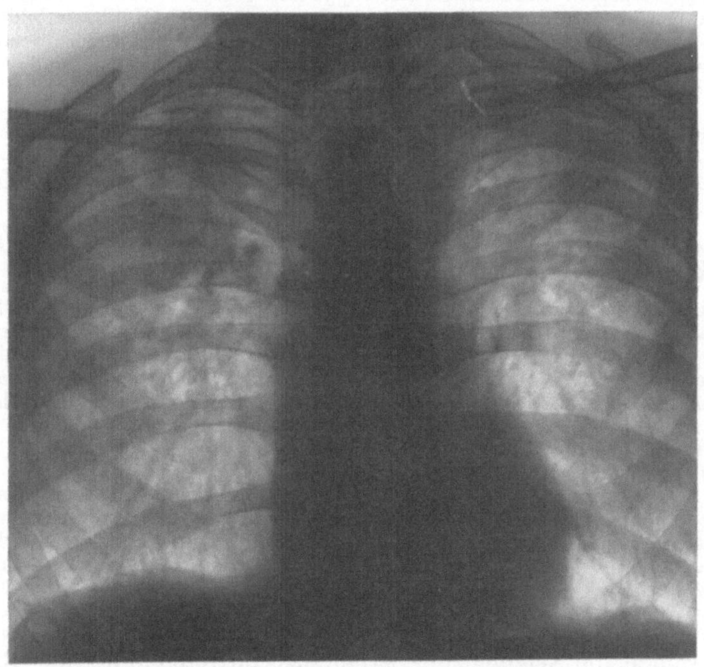

Abb. 23.

haben sich beiderseits hiluswärts ausgedehnt. Rechts infraklavikulär seitlich mandelgroße Kaverne.

27. III. 1929: Gut genährt. Brustumfang 92,5:96 cm. Vitalkapazität 3100 ccm. Senkungszeit 2 Stunden 35 Minuten. Tuberkelbaz. 0 (mikroskopisch und Tierversuch). Beiderseits oben Dämpfung und Bronchialatmen. Röntgenaufnahme: Der Hohlraum rechts oben etwas größer geworden, sonst unverändert.

Die starke Beteiligung der obersten Lungenabschnitte, die anfängliche rasche Gewichtsabnahme, Nachtschweiße, die beschleunigte Senkungsreaktion, der seit 1928 eintretende Zerfall der verdichteten Gewebemassen machen eine gleichzeitige Tuberkulose wahrscheinlich.

Nr. 94. H. K., 44 Jahre, 10 Jahre Kohle, 10 Jahre Stein. Seit 1½ Jahren Atemnot, Husten und viel Auswurf. Seit $^1/_2$ Jahr Reichsinvalide wegen Staublunge.

Ausreichend genährt. 'Untere Lungengrenzen verschieblich. Dämpfung beiderseits über oberen Lungenteilen. Sehr verschärftes unreines Atemgeräusch. Links oben Bronchialatmen. Tuberkelbaz. 0 (mikroskopisch und Tierversuch) Röntgenaufnahme 31. V. 1926: Hochgradige fleckig-konfluierende Verschattung beider Lungen, nur die Gegend unmittelbar über dem Zwerchfell und beiderseits seitlich vom Mittelschatten ist nicht ganz so stark ergriffen. Kompensatorisches Emphysem der untersten Lungenabschnitte. Stränge von den Schwielen zum Zwerchfell. Fast das ganze linke Lungenfeld in eine große Schattenmasse verwandelt, die oben deutliche Hohlraumbildung erkennen läßt. Herz und Gefäße nach links verzogen. Linke Zwerchfellkuppe hochgezogen. Verwachsung an beiden Kuppen und am linken Herzbeutelrande. Auch rechts Hohlraumbildungen.
27. X. 1927: Neue Röntgenaufnahme stimmt mit der von 1926 überein, nur sind die großen Schattenmassen etwas geschrumpft und schärfer gegen das Nachbargewebe abgegrenzt.
Im Juni 1928 so krank, daß er nicht zur Nachuntersuchung kommen kann. Gestorben am 1. XI. 1928 (nach Bericht an Folgen der Staublunge).

Die Asymmetrie der Verdichtungen, die Entwicklung von Kavernen macht die Mitwirkung von Tuberkelbazillen wahrscheinlich.

Nr. 95. G. St., 43 Jahre, 10 Jahre Kohle, 8 Jahre Stein. Seit 4 Jahren über Tage. Husten, Auswurf.

Beiderseits vorn infraklavikulär Schallverkürzung. Dort und über der Spitze verschärftes Atemgeräusch. Feuchtes Rasseln im rechten Interscapularraum. Röntgenaufnahme 15. VII. 1926: Beide Lungenfelder in ganzer Ausdehnung dicht gefleckt. Rechts oben zwischen 1. und 3. Rippe homogene dichte Verschattung. Linkes Oberfeld bis herab zur 3. Rippe grobfleckig-konfluierend verschattet, Herz nach links verzogen. Sehr großer Hilusschatten rechts, von dem dicke Stränge nach unten ausgehen.
Röntgenaufnahme 9. IV. 1927 wie 1926.
31. I. 1929: Ausreichend genährt. Beiderseits oben klingende Rasselgeräusche. Tuberkelbaz. 0, Senkungsreaktion 32 Minuten. — Röntgenaufnahme: Die Verschattung des rechten Oberfeldes hat sich seitlich ausgedehnt und zeigt mehrere buchtige Aufhellungen. Auch links oben einige kleine Aufhellungen, sonst wie früher.

Die massive Verschattung der Obergeschosse mit Einschluß der linken Spitze, die Neigung zum Zerfall, das Auftreten klingender Rasselgeräusche, die Beschleunigung der Senkungsreaktion, lassen die Beteiligung einer tuberkulösen Infektion annehmen.
Erheblicher Verdacht auf die Mitwirkung einer Tuberkulose ergibt sich auch in den folgenden Fällen.

Nr. 96. K. K., 42 Jahre, 8 Jahre Kohle, 14 Jahre Stein. Seit 1926 Berginvalide. Seit 1 Jahr Atemnot, Abmagerung, trockener Husten, Mattigkeit. Familie gesund. Mager. Temperatur normal.

Starrer Brustkorb, rechte Seite bleibt zurück. Rechts unten leichte Verkürzung und einige pfeifende Geräusche. Vitalkapazität 1000 ccm. Sehr wenig schleimiger Auswurf. Tuberkelbaz. 0 (mikroskopisch und Tierversuch). Auf subkutane Injektion von 0,1 mg Alt-Tuberkulin starke Lokalreaktion, auf 0,2 mg Fieber bis 38⁰, Herdreaktion (Pleurareiben und Schmerzen rechts vorn).
Röntgenaufnahme 15. III. 1927: Rechts sind die Seitenteile vom Schlüsselbein bis zur 5. Rippe intensiv verschattet, die Schattenmassen setzen sich medialwärts bis zum vergrößerten Hilus und dem rechten Herzrand fort. Die

übrigen Teile der rechten Lunge und die ganze linke Lunge zeigen feine Fleckung. Seitlich vom unteren Teil des linken vergrößerten Hilus konfluieren die Flecke. Mittelschatten etwas nach rechts verzogen.

21. V. 1928: Keine Nebengeräusche, Vitalkapazität 750 ccm. Tuberkelbaz. 0. Weitere Abmagerung. Röntgenaufnahme: Verdichtungen haben zugenommen.

31. I. 1929: Zyanose, Atmung 30, Puls 104, Vitalkapazität 700 ccm. Senkungsreaktion 1 Stunde 40 Minuten. Rechts Dämpfung mit abgeschwächtem Atemgeräusch ohne Rasselgeräusche. Röntgenaufnahme: Fast das ganze rechte Lungenfeld verschattet. Mittelschatten nach rechts, rechte Zwerchfellkuppe nach oben gezogen. Seitlich vom unteren Teil des linken Hilus haben sich dichte Schattenmassen entwickelt.

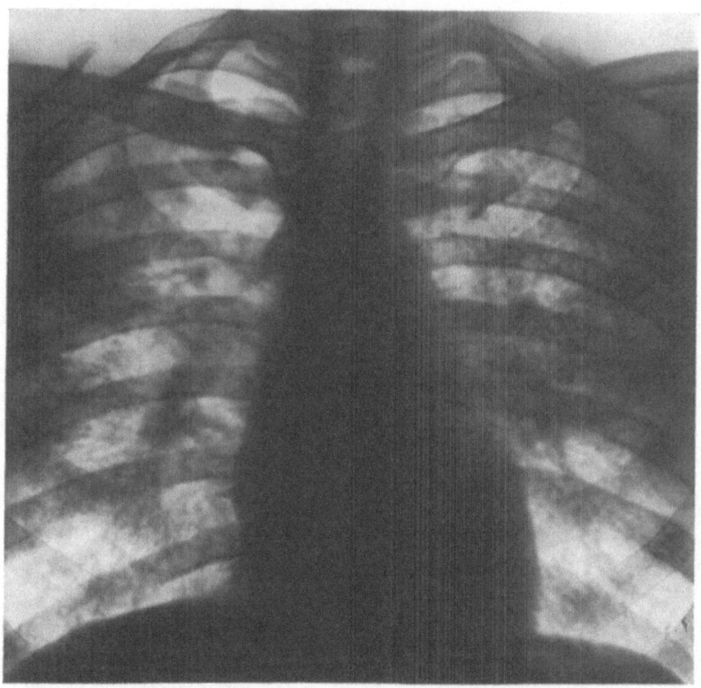

Abb. 24 a.

Die Asymmetrie der groben Verdichtungen, die Allgemein-, Lokal- und Herdreaktion auf Tuberkulin, der spätere Gewichts- und Kräfteverfall, die beschleunigte Senkungsreaktion machen die Mitwirkung einer tuberkulösen Infektion wahrscheinlich.

Nr. 97. K. W., 39 Jahre, 8 Jahre Kohle, 12 Jahre Stein. Arbeitet noch vor Stein. Trockener Husten, Bruststiche, Atemnot bei Anstrengungen. Schwester an Lungentuberkulose gestorben.

Gut genährt, Lungen perkussorisch und auskultatorisch ohne Befund. Auswurf Tuberkelbaz. 0. 29. VII. 1927 Röntgenaufnahme: Beide Lungen in ganzer Ausdehnung dicht gefleckt. Beginnende Konfluenz in den Seitenteilen des Mittel- und Obergeschosses. Dichtere homogene Verschattung rechts oben hinter dem Schlüsselbein und im 1. rechten Interkostalraum seitlich.

20. VIII. 1928: Husten ohne Auswurf. Senkungsreaktion 6 Stunden. Beiderseits oben Schallverkürzung mit leisem Atemgeräusch ohne Rasselgeräusche. — Röntgenaufnahme: Rechts oben ist jetzt auch das Spitzenfeld stärker verschattet.

Die stärkere Beteiligung der rechten Spitze läßt an eine tuberkulöse Infektion als Begleiterscheinung der Staublunge denken. Der Prozeß schreitet nur langsam vorwärts.

Weniger gesichert erscheint die Annahme einer begleitenden Tuberkulose in den folgenden Fällen.

Nr. 98. A. P., 37 Jahre, 18 Jahre Gesteinshauer, arbeitet noch. Ein

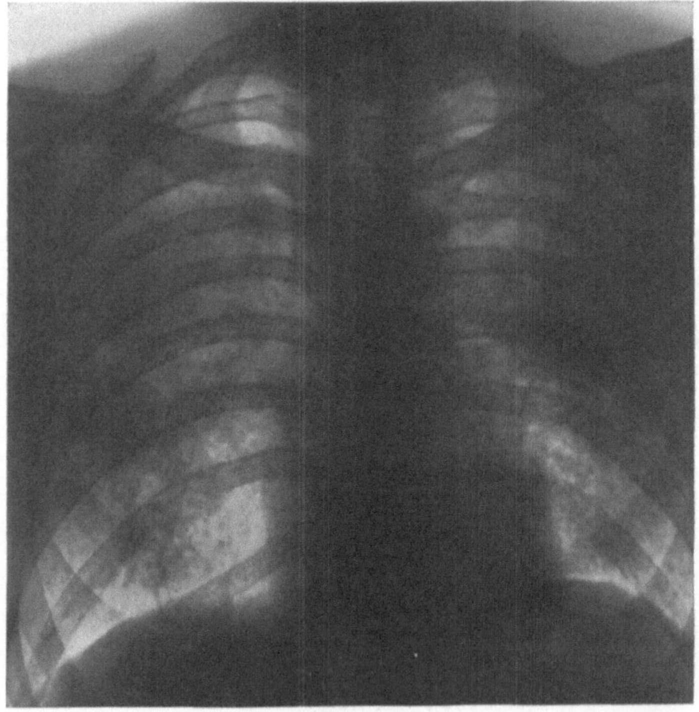

Abb. 24 b.

Kind 1918 an tuberkulöser Meningitis gestorben. Lungen und Herz perkussorisch und auskultatorisch regelrecht.

Röntgenaufnahme 19. V. 1925 (siehe Abb. 24a): Beiderseits ist die Gegend zwischen 1. und 5. Rippe von sehr zahlreichen bis linsengroßen Flecken durchsetzt, am dichtesten in den Seitenteilen. Rechts seitlich zwischen 1. und 3. Rippe apfelgroßer dichterer Schattenbezirk, auch links seitlich beginnende Konfluenz. Hilus beiderseits vergrößert. Kompensatorisches Emphysem beiderseits unten.

27. IX. 1928: Arbeitet seit 1925 als Bauarbeiter. Seit 2 Jahren zunehmende Kurzluftigkeit, viel Husten und Auswurf. Gewichtsabnahme von 10 Pfund. Starrer Thorax. Untere Grenzen tief, verschieblich. Schallverkürzung in den seitlichen Thoraxteilen mit verschärftem Atemgeräusch, das in der rechten Axilla

fast bronchial ist. Keine Rasselgeräusche. Brustumfang 89:93 cm. Vitalkapazität 1800 ccm. Senkungsreaktion 2 Stunden 10 Minuten. Dyspnoe nach kurzem Treppensteigen. Tuberkelbaz. 0 (mikroskopisch und Tierversuch). Röntgenaufnahme: Luftgehalt beider Lungenfelder stark herabgesetzt. Lungenfelder in ganzer Ausdehnung von feiner Fleckung durchsetzt. Spitzenfelder nur wenig beteiligt. Beiderseits zwischen 1. und 5. Rippe sehr dichte homogene Schattenmassen. Zwerchfellverwachsungen. Trachea etwas nach rechts verzogen.

29. VIII. 1929: Arbeitet nicht mehr. Wenig Husten, kein Auswurf. Gewicht konstant. Dyspnoe. Brustumfang 91:93 cm. Vitalkapazität 2100 ccm. Senkungsreaktion 6 Stunden 10 Minuten. Röntgenaufnahme (siehe Abb. 24 b) wie 1928.

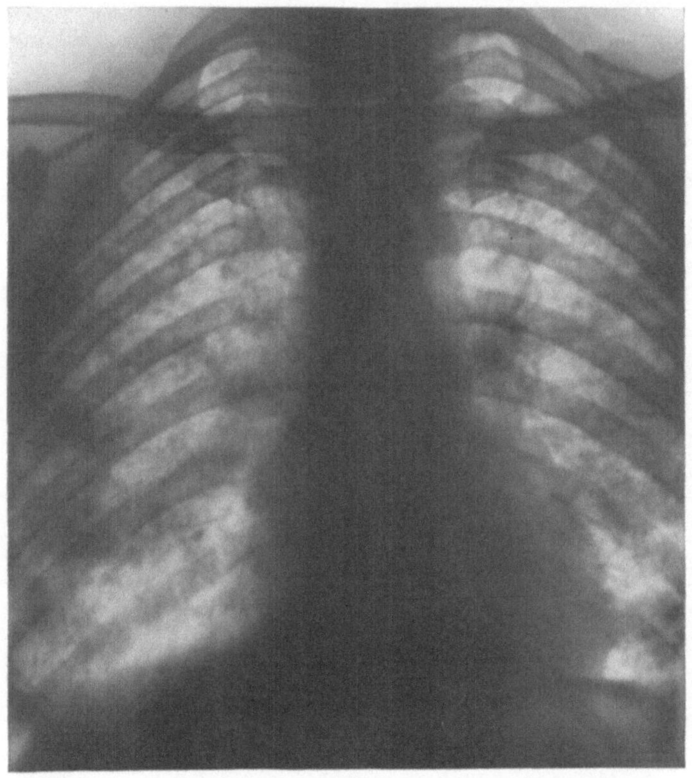

Abb. 25 a.

Hier war von 1925 bis 1928 nach Aufgabe der Staubarbeit eine erhebliche Ausdehnung der Lungenveränderungen eingetreten. Es hatten sich an den Stellen der früheren Fleckung jetzt sehr ausgedehnte intensive homogene Schattenmassen entwickelt.

Die starke Gewichtsabnahme, Beschleunigung der Senkungsreaktion, familiäre Belastung lassen an die Möglichkeit einer gleichzeitigen Tuberkulose denken.

Von 1928 auf 1929 ist der Prozeß weder röntgenologisch noch klinisch fortgeschritten. Die normal gewordene Senkungsreaktion, der befriedigende Ernährungszustand, Nachlassen von Husten und Auswurf zeigen, daß — wohl unter dem Einfluß der völligen Ruhe — eher eine gewisse Besserung eingetreten ist.

Nr. 99. O. H., 46 Jahre, 30 Jahre Bergmann, 10 Jahre Gesteins-, 14 Jahre Kohlenhauer. 1911 feuchte Rippenfellentzündung. Später gesund. Seite Ende 1921 Kurzatmigkeit. Mehrfach Bluthusten in den letzten Tagen. Familie gesund.

Mager. Verminderte Verschieblichkeit. Klopfschall im ganzen etwas kurz. Links oben etwas kürzer als rechts. Dort vereinzelte feuchte Rasselgeräusche, ver-

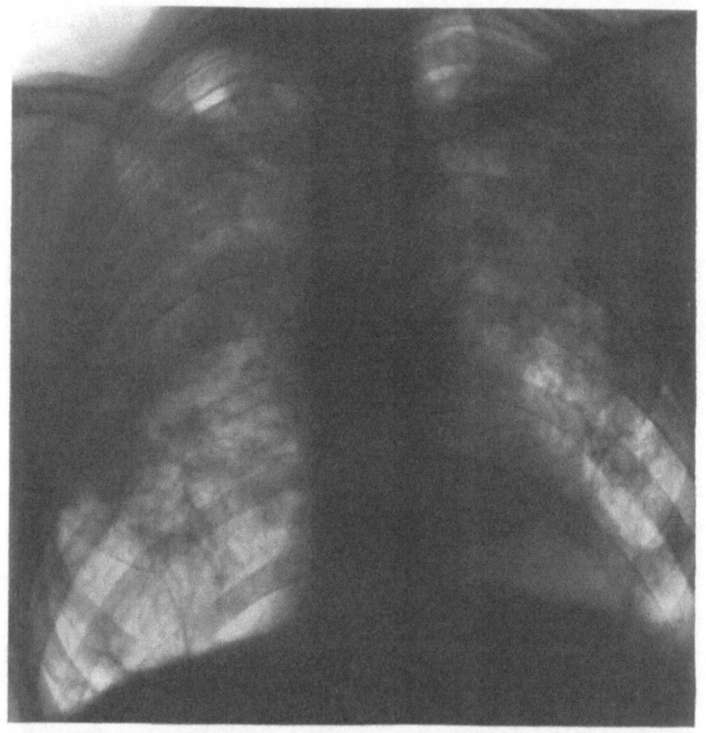

Abb. 25 b.

längertes Exspirium. Tuberkelbaz. 0, Temperatur normal. Röntgenaufnahme 21. I. 1922 (Abb. 25a): Beide Lungenfelder in ganzer Ausdehnung mit Einschluß der Spitzen von einer sehr dichten linsen- bis erbsengroßen Fleckung durchsetzt. Beiderseits seitlich zwischen 3. und 6. Rippe konfluieren die Flecke zu flächenhaften Schatten. Hilusschatten beiderseits vergrößert. Beiderseits zahlreiche Zwerchfellverwachsungen. Herzschatten breit, hypertrophisch.

Dezember 1922 wieder Bluthusten, Befund unverändert. Sputum Tuberkelbaz. 0, Vitalkapazität 2500 ccm. — 1923 und 1924 Lungenheilstätte.

Röntgenaufnahme 20. II. 1926: Die kompakten Schattenmassen haben sich wesentlich vergrößert, reichen nach oben bis zum Schlüsselbein, nach unten bis zur 6. Rippe, medialwärts bis zum Hilus. Hilusschatten beiderseits nach oben außen gezogen. Starke Verwachsungen an der rechten Zwerchfellkuppe. Im linken Unterfeld kompensatorisches Emphysem.

Röntgenaufnahme 4. V. 1929 (Abb. 25b): Die kompakten Schattenmassen sind beiderseits dichter geworden und höher getreten. Hilusschatten beiderseits hinter dem 2. Rippenknorpel. Hochgradiges kompensatorisches Emphysem der unteren Lungenabschnitte. Eine Fleckung ist in den unteren Lungenabschnitten nicht mehr erkennbar, sie sind nur noch von derben Strängen durchzogen.

Hier waren bereits 1922 schwere Veränderungen vorhanden, die im Laufe der folgenden 7 Jahre zu sehr ausgedehnter Lungenfibrose geführt haben. Die frühere feuchte Rippenfellentzündung, die mehrfachen Lungenblutungen in den Jahren 1922/1923 lassen an eine gleichzeitige

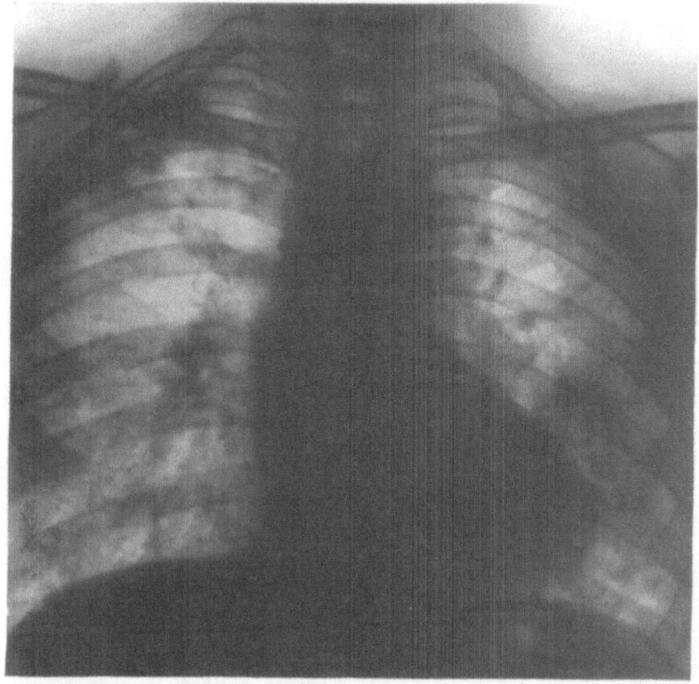

Abb. 26a.

Tuberkulose denken, bestimmte Anhaltspunkte dafür haben sich jedoch nie ergeben. Man wird zugeben müssen, daß Blutungen bei einem derartigen fibrösen Prozeß wie der Staublunge auch ohne Tuberkulose möglich sind.

Die Bilder zeigen gut die Entwickelung hochgradigsten Emphysems der untersten Abschnitte bei zunehmender schrumpfender Fibrose der übrigen Lungenteile, und das Schwinden der anfänglichen Fleckung in den Unterfeldern.

Nr. 100. J. S., 54 Jahre, 15 Jahre Gesteinshauer, seit 6 Jahren Kohlenhauer. Seit 1924 Staubstreuer. Luftmangel und Herzbeklemmung bei Arbeit. Gut genährt, starrer Thorax. Lungen und Herz klinisch ohne Besonderheit. Blutdruck 170 mm Hg., später heruntergehend bis auf 110 mm Hg. Spärlicher glasiger Auswurf. Vitalkapazität 2100 ccm. Dyspnoe und Tachykardie nach Treppensteigen.

Röntgenaufnahme 30. XII. 1925 (Abb. 26 a): Beide Lungenfelder von zahlreichen bis linsengroßen Flecken durchsetzt, am dichtesten in der unteren Lungenhälfte. Links neben der Herzspitze größerer dichter Schatten. Kompensatorisches Emphysem beiderseits neben dem Gefäßschatten. Haselnußgroßer Kalkfleck im 1. rechten Zwischenrippenraum. Herzschatten etwas breit, hypertrophisch, nach links verzogen. Rechter Hilusschatten vergrößert.

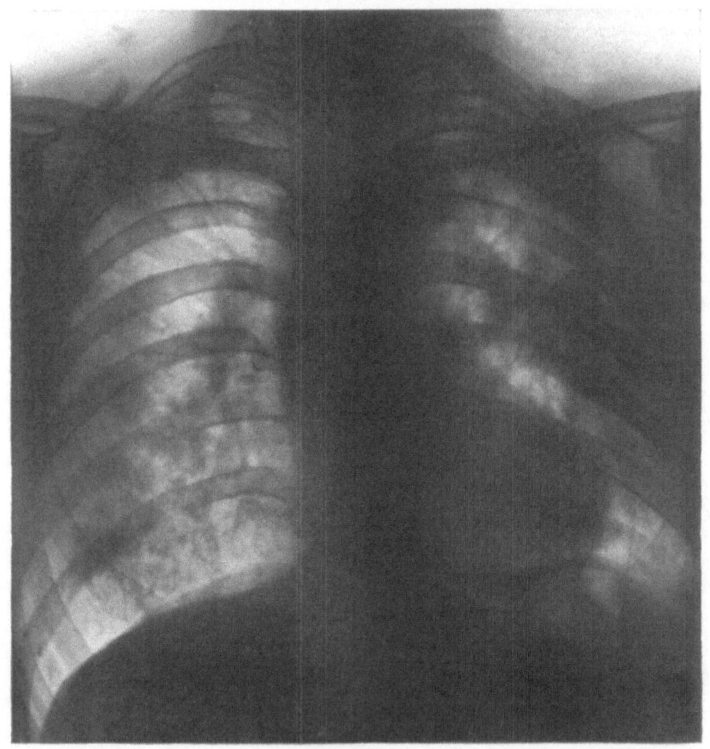

Abb. 26 b.

23. VI. 1926: Arbeitet nicht mehr. Nachtschweiße, Schallverkürzung beiderseits über den oberen Lungenabschnitten mit verschärftem Atemgeräusch ohne Nebengeräusche. Tuberkelbaz. 0 (mikroskopisch und Tierversuch).
Röntgenaufnahme wie 1925.
4. II. 1929: Atemnot und Herzklopfen. Viel Husten, wenig Auswurf. Guter Kräfte- und Ernährungszustand. Brustumfang 90:93 cm. Rechts oben hauchendes Atemgeräusch. Beiderseits hinten unten Brummen und vereinzelte feuchte Rasselgeräusche. Vitalkapazität 2600 ccm. Senkungsgeschwindigkeit 5 Stunden 35 Minuten. Röntgenaufnahme (Abb. 26 b): Fast das ganze linke Lungenfeld in dicke Schattenmassen verwandelt, die mit dem Hilus in Verbindung stehen. Nur ober- und unterhalb des Hilus etwas lichtdurchlässige Teile. Rippenstellung

links verengt. Zwerchfell links nach oben, Herz nach links gezogen. Auch die Verschattung der rechten Lunge hat stark zugenommen. Die seitlichen Lungenteile
bis zum Zwerchfell sind von dichten Schwielen eingenommen, die übrigen Teile
von linsengroßen Flecken durchsetzt. Kompensatorisches Emphysem in der
Nachbarschaft der Schwielen.

11. IX. 1929: Nochmalige Röntgenaufnahme: wie am 4. II. 1929. — Senkungszeit 5 Stunden.

Hier ist also in den Jahren 1926/1929 nach Aufgabe der staubigen
Arbeit eine starke, nicht ganz symmetrische Zunahme der Verdichtung

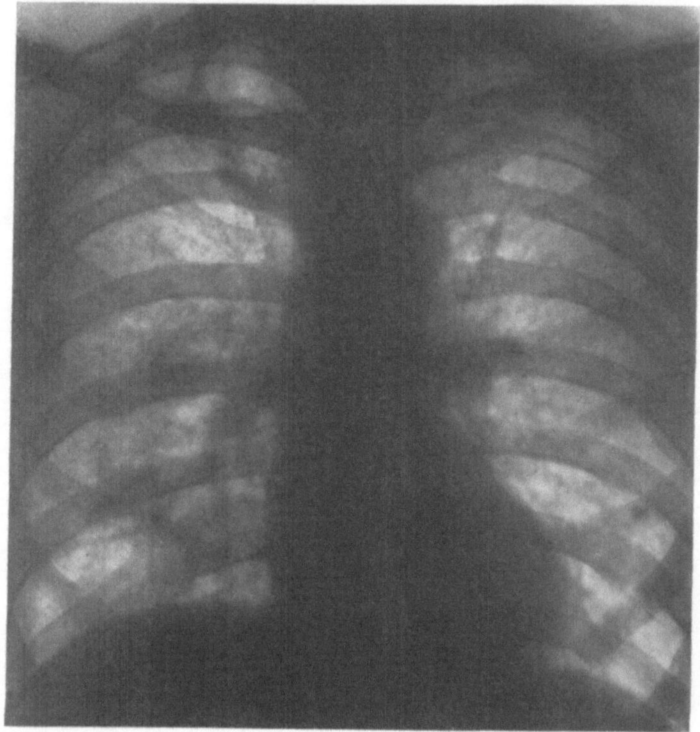

Abb. 27a.

zu verzeichnen. Klinische Anhaltspunkte für Tuberkulose liegen nicht
vor.

Nr. 101. G. M., 39 Jahre, 14 Jahre Gesteinshauer, seit 7 Jahren Tief-
bauarbeiter. 1908 Lungenentzündung, 1919 Grippe. Familie gesund.
Februar bis März 1926 hohes Fieber, Husten, Auswurf, Gewichtsabnahme.

15. III. 1926: Mäßig genährt. Brustorgane regelrecht. Leukozyten 15 400,
davon Neutrophile 89%. Fiebert im ganzen 4 Wochen, später fieberfrei. Kein
Anhalt für Typhus usw. Vitalkapazität 3600 ccm. Tuberkelbaz. 0 (mikroskopisch
und Tierversuch). Röntgenaufnahme 17. III. 1926 (Abb. 27a): Beide Lungenfelder in ganzer Ausdehnung von einer etwa hirsekorngroßen Fleckung durch-

setzt. Vermehrte Lungenzeichnung. Hilusschatten beiderseits verbreitert. Rechts neben der Lungenwurzel kastaniengroßer Verdichtungsbezirk. Erbsengroßer Kalkfleck links neben der Herzspitze.

Röntgenaufnahme 7. IV. 1926 (nach Entfieberung) unverändert.

18. VII. 1927: Reparaturhauer. Viel Husten und Auswurf. Ermüdbarkeit. Atemnot und Herzklopfen bei Anstrengungen. Lungen perkussorisch und auskultatorisch regelrecht. Tuberkelbaz. 0 (mikroskopisch u. Tierversuch). Röntgenaufnahme: Feine Fleckung dichter, konfluiert jetzt beiderseits in den Seitenteilen der Ober- und Mittelgeschosse. Der Verdichtungsherd rechts neben dem Hilus unverändert. Kleine Zwerchfellverwachsungen beiderseits.

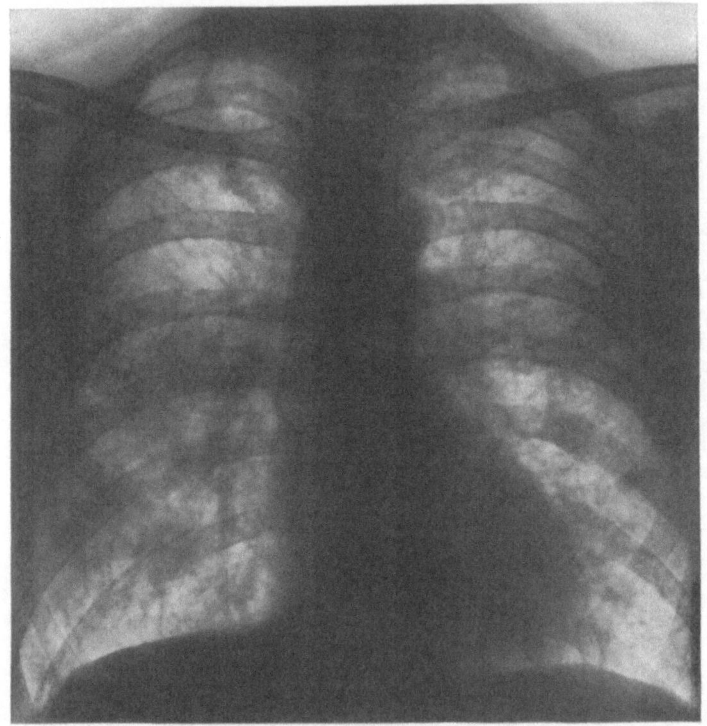

Abb. 27 b.

16. VIII. 1929: Hausmeister. Atemnot und Herzklopfen bei Anstrengungen, sonst wohl. Kein Husten oder Auswurf. Vitalkapazität 2500 ccm, Senkungsreaktion 5 Stunden. — Gut genährt. Lungengrenzen etwas tief, verschieblich. Klopf- und Horchbefund regelrecht. — Röntgenaufnahme (Abb. 27 b): Konfluenz der Flecke in den Mittelgeschossen hat zugenommen, im rechten Mittelgeschoß ausgedehnte massive Verdichtungen.

Auch hier ist die kontinuierliche Zunahme der Lungenverdichtung viele Jahre lang nach dem Aufhören der Staubarbeit festzustellen. Zeitlich schließt sie sich an eine typhusähnliche fieberhafte Erkrankung unklarer Ätiologie an.

Klinisch kein Anhalt für Tuberkulose.

Nr. 102. J. P., 42 Jahre, 10 Jahre Kohlen-, 12 Jahre Gesteinshauer. Ein Neffe an Tuberkulose gestorben, ein Sohn lungenleidend. Luftmangel, Hustenreiz, starke Nachtschweiße, Gewichtsabnahme. Kräftig gebaut, gut genährt, 76 kg. Schallverkürzung beiderseits oben mit verschärftem Atemgeräusch und verlängertem Exspirium. Keine Rasselgeräusche. Spärlich schleimiger Auswurf. Tuberkelbaz. 0 (mikroskopisch und Tierversuch). Vitalkapazität 3200 ccm. Starke Dyspnoe und Tachykardie nach Treppensteigen. Auf 0,2 mg Alt-Tuberkulin Temperatur bis 37,5⁰ und Lokalreaktion, keine Herdreaktion.

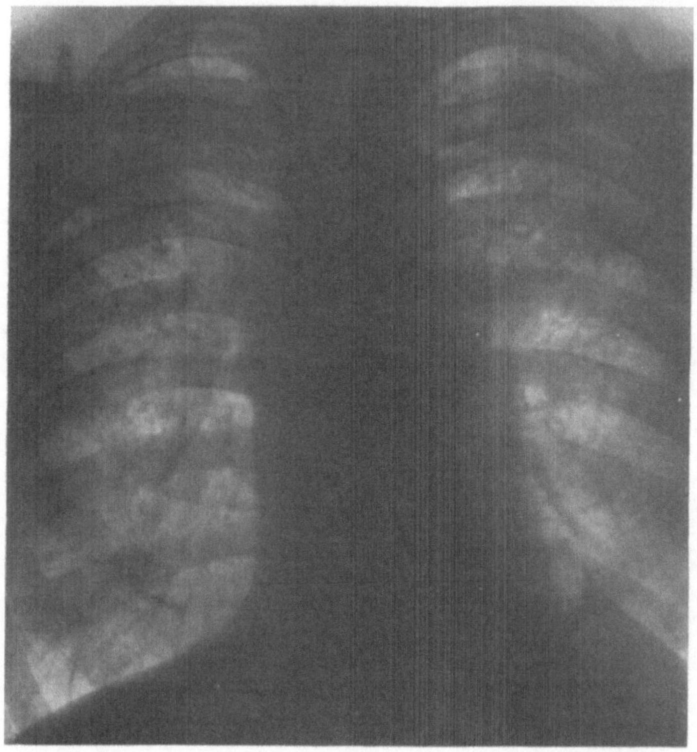

Abb. 28 a.

Röntgenaufnahme 15. IX. 1926 (siehe Abb. 28 a): Beide Lungen in ganzer Ausdehnung dicht gefleckt. Beiderseits zwischen 3. und 5. Rippe dichtere Schattenmassen. Hilusschatten beiderseits hochgezogen. Emphysem der unteren Lungenabschnitte. Linke Zwerchfellkuppe hochgezogen, mit zipfeliger Ausziehung. Linker Herz- und Gefäßrand sehr unscharf.

20. V. 1928: Keine Staubarbeit mehr. Bremser unter Tage. Stärkere Atemnot, zeitweilig viel trockenen Husten. Ermüdbar. Perkussorisch und auskultatorisch unverändert. Dyspnoe stärker. Tuberkelbaz. 0 (mikroskopisch und Tierversuch). Röntgenaufnahme (Abb. 28 b): Die homogene Verschattung rechts oben hat sich deutlich, die linkes oben etwas ausgedehnt.

Röntgenaufnahme 29. XI. 1928: gleicht der vom Mai 1928.

8*

Anfängliche Nachtschweiße und familiäre Belastung sind verdächtig. Sichere Anhaltspunkte für Tuberkulose sind aber nicht gegeben.

Nr. 103. G. S., 49 Jahre alt, 25 Jahre vor Kohle und Nebengestein, zwischendurch in den ersten Jahren 2 Jahre Gesteinshauer. Mit 20 Jahren Lungenentzündung, sonst gesund. Familie gesund. Rückenstiche. Verkürzung in der rechten Mohrenheimschen Grube und rechten

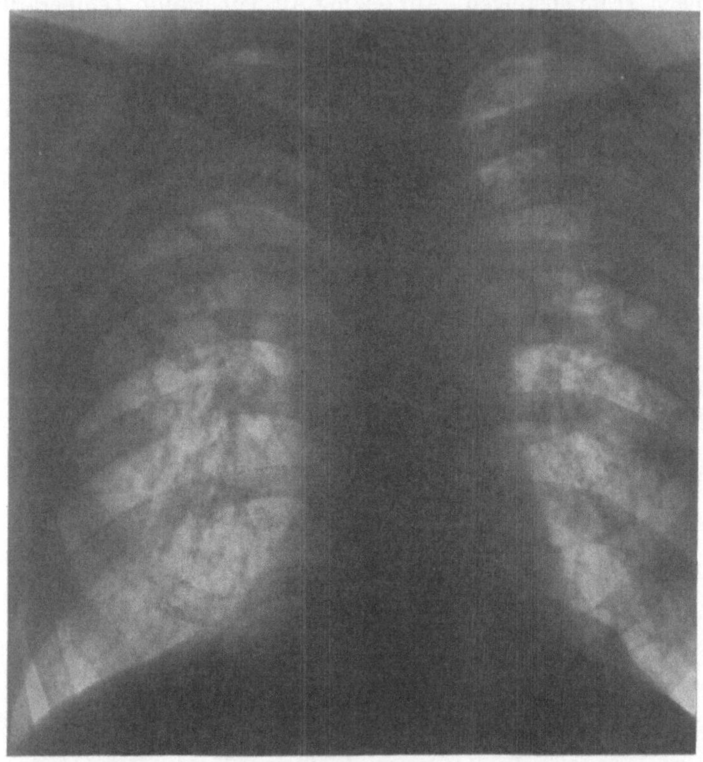

Abb. 28 b.

Axilla.   Atemgeräusch ohne Besonderheiten.   Herz ohne Besonderheiten.

Röntgenaufnahme 17. X. 1924 (Abb. 29 a): Beiderseits mittlere und obere Lungenfelder fein gefleckt. Kompensatorisches Emphysem der Unterfelder. Rechts zwischen 2. und 3. Rippe dichter länglicher Schatten (7 : 4 cm). Hilus beiderseits vergrößert und nach außen verzogen. Spitzenfelder frei. Herz leicht vergrößert.

27. V. 1926: Seit 1925 Berginvalide. Kurzluftigkeit. Husten ohne Auswurf. Vitalkapazität 3000 ccm. Flecke im Mittelgeschosse haben sich vergrößert und beginnen zu konfluieren.

Röntgenaufnahme 17. X. 1927: Links vom Hilus haben sich ausgedehnte kompaktere Schattenmassen entwickelt. Der dichte Schatten rechts infraklavikulär hat sich etwas vergrößert, unterhalb von ihm entwickeln sich neue flächenhafte Verdichtungen.

1. II. 1929: Gut genährt. Brustumfang 90/92 cm. Hat seit 1924 6 kg zugenommen. Schallverkürzung wie früher. Atemgeräusch rauh, ohne Nebengeräusche. Herz ohne Befund. Blutdruck 140 mm Hg. Bewegungsdyspnoe. Vitalkapazität 1700 ccm. Senkungsgeschwindigkeit über 5 Stunden. Kein Auswurf. **Röntgenaufnahme wie 1927 (Abb. 29 b).**

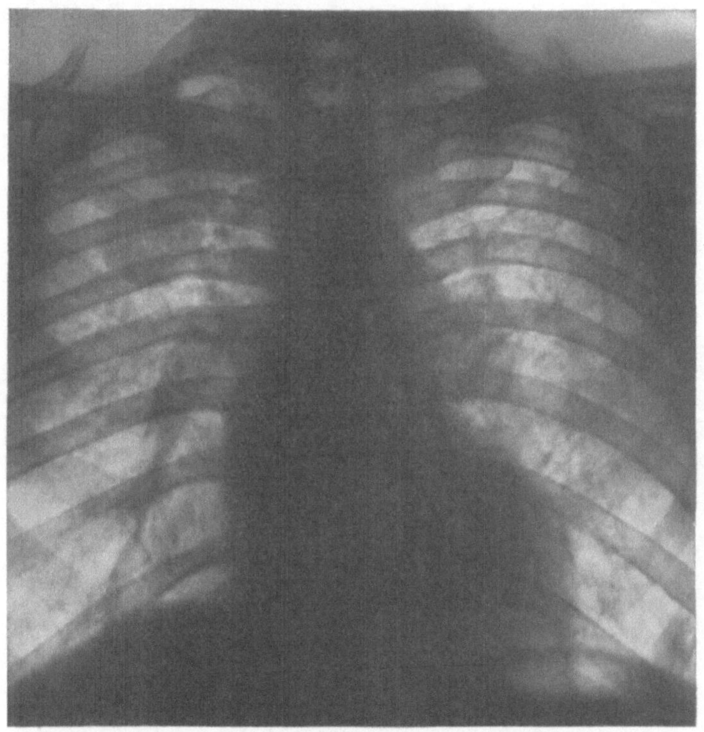

Abb. 29 a.

Hier hat sich also der während 4 ¹/₂ Jahren beobachtete Prozeß nach Aussetzen der Arbeit zunächst langsam verschlimmert. Es sind größere dichte Schattenmassen im linken Mittelfeld entstanden, der dichte Schatten rechts oben hat sich vergrößert. Seit 1927 ist der Prozeß röntgenologisch annähernd stationär. Das Allgemeinbefinden des S. ist — von der Bewegungsdyspnoe abgesehen — dauernd gut. Klinische Anhaltspunkte für Tuberkulose finden sich nicht.

Nr. 104. W. Sch., 47 Jahre alt, 20 Jahre Stein. Atemnot bei Arbeit, wenig Husten und Auswurf. Gut genährt. Emphysem. Beiderseits oben Verkürzung mit abgeschwächtem Atemgeräusch ohne Rasselgeräusche.

Röntgenaufnahme 3. IX. 1923: Beide Lungen in ganzer Ausdehnung dicht gefleckt. Beiderseits infraklavikulär seitlich dichtere zusammenhängende Schatten bis zur 4. Rippe herab. Hilus beiderseits verbreitert. Breites Herz. Zahlreiche Stränge vom Hilus nach der Seite und nach unten.

25. I. 1926: Hat bis Ende 1924 weiter gearbeitet. 1925 Berginvalide. Röntgenbefund unverändert. Vitalkapazität 4000 ccm. Leichte Zyanose. Puls in Ruhe 100, Atmung 22. Sputum Tuberkelbaz. 0 (mikroskopisch und Tierversuch).

28. VI. 1926: Vitalkapazität 3000 ccm.

7. I. 1929: Gewichtsabnahme. Brustumfang 100:105 cm. Vitalkapazität 1700 ccm. Tuberkelbaz. 0. Röntgenaufnahme: Die dichten Schattenmassen beiderseits seitlich haben sich weiter nach unten bis zur 6. Rippe ausgedehnt, Hilusschatten beiderseits nach der Seite und oben verzogen. Zeltförmige Ausziehung der rechten Zwerchfellkuppe.

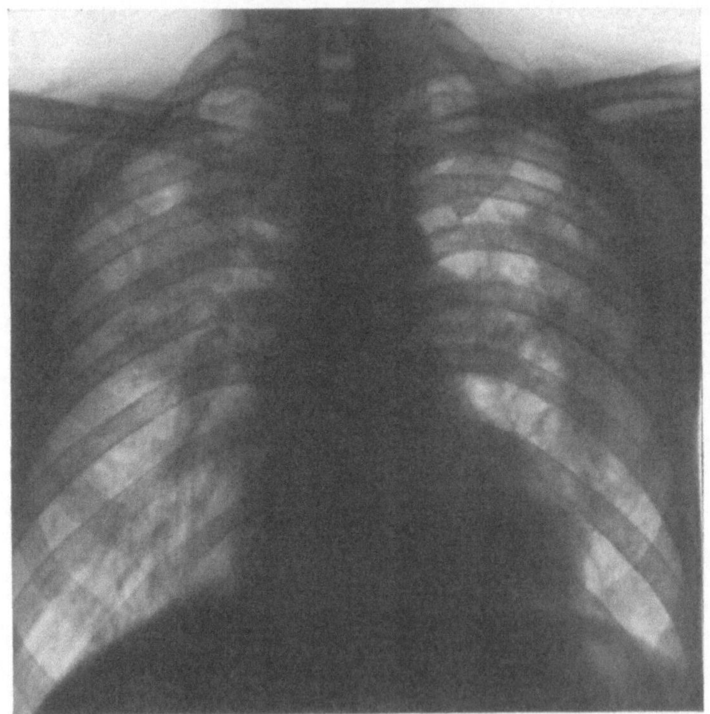

Abb. 29 b.

Bei dem fast 6 Jahre lang beobachteten Kranken hat die Fibrose nur ganz langsam zugenommen.

Nr. 105. W. P., 41 Jahre, 14 Jahre Kohlen-, danach bis jetzt 10 Jahre Gesteinshauer. Trockener Husten, Nachtschweiße, Schmerzen unter linkem Rippenbogen. Ermüdbarkeit. Leichte Gewichtsabnahme. Mehrere Kinder an Tuberkulose gestorben.

26. II. 1926: Gut genährt. Fühlbare Milz. Lungen und Herz klinisch ohne Befund. Vitalkapazität 3400 ccm. Sputum spärlich schleimig. Tuberkelbaz. 0 (mikroskopisch und Tierversuch). Im Blutbild Monozytose von 18%, sonst normal. Zunahme von 65 auf 69,5 kg. Temperatur normal. Röntgenaufnahme: Beide

Lungenfelder in ganzer Ausdehnung von etwa linsengroßen Flecken durchsetzt. Rechts seitlich zwischen 2. und 5. Rippe konfluierender größerer Schattenbezirk. Rechter Hilus und benachbartes Perikard nach rechts verzogen. Auch im linken Mittelgeschoß beginnende Konfluenz.

29. VII. 1926: Lungen klinisch ohne Befund. Milztumor verschwunden. Gewicht 74 kg. Tuberkelbaz. 0 (mikroskopisch und Tierversuch). 29. VII. 1926 Röntgenaufnahme: unverändert.

4. II. 1929: Arbeitet seit 1 Jahr nicht mehr. Hat Staubarbeit schon 1926 aufgegeben. Kurzluftigkeit, Herzklopfen beim Steigen. Brustumfang 95 : 98 cm. Vitalkapazität 2200 ccm. Senkungsreaktion $11^1/_4$ Stunden. Lungen und Herz perkussorisch und auskultatorisch ohne Befund. Kein Auswurf. Röntgenaufnahme: Beiderseits in den seitlichen Teilen vom Schlüsselbein bis zur 6. Rippe haben sich jetzt dichte große Schattenmassen entwickelt.

Die Fibrose hat also nach Aussetzen der Arbeit wesentlich zugenommen, die massiven Schattenbezirke sind weit größer geworden. Dabei gutes Allgemeinbefinden, guter Ernährungszustand. Tuberkulöse Belastung, Gewichtsabnahme, Nachtschweiße, Milztumor ließen 1926 an gleichzeitige Tuberkulose denken. Die weitere Verfolgung hat keine neuen Anhaltspunkte dafür gegeben.

Nr. 106. J. B., 47 Jahre, 14 Jahre Gesteinshauer. Seit 5 Jahren vor Kohle und Nebengestein. Familie gesund. Emphysem, Aorteninsuffizienz.

Röntgenaufnahme 20. VIII. 1926: Ausgedehnte dichte Schattenmassen beiderseits seitlich zwischen 1. und 6. Rippe, die übrigen Lungenteile von zahlreichen feinen Flecken durchsetzt. Gröbere Flecke beiderseits in den Spitzen und rechts infraklavikulär, zum Teil kalkhaltig.

12. VII. 1928: Berginvalide, Atemnot. Kein Husten oder Auswurf. Mäßig genährt, leicht zyanotisch. Röntgenaufnahme: Schattenmassen links seitlich kleiner geworden, Flecke links oben und rechts infraklavikulär vergrößert.

Das Wachstum der apikalen Herde und deren Kalkgehalt lassen daran denken, daß vielleicht eine tuberkulöse Infektion beteiligt ist, jedoch besteht kein sicherer Anhalt dafür.

Nr. 107. H. K., 50 Jahre, 12 Jahre Stein, 17 Jahre Kohle. Seit $^1/_2$ Jahr kurzluftig. Trockener Husten.

15. VII. 1925: kräftig. Breiter Thorax. Lungen klinisch ohne Befund. Röntgenaufnahme: Beiderseits sind die Ober- und Mittelfelder mit Einschluß der Spitzen von zahlreichen bis linsengroßen Flecken durchsetzt. Rechts infraklavikulär wallnußgroßer Herd. Links unterhalb und seitlich vom Hilus gröbere Flecke. Hilus beiderseits verbreitert. Kompensatorisches Emphysem der Unterfelder. Herz verbreitert.

19. VII. 1926: Hat weiter als Gesteinshauer gearbeitet. Stärkere Kurzluftigkeit. Wenig glasiger Auswurf. Tuberkelbaz. 0 (mikroskopisch und Tierversuch). Beiderseits oben etwas kurzer Schall. Röntgenaufnahme: Der Schatten rechts infraklavikulär hat sich vergrößert, das ganze linke Mittelfeld jetzt von zahlreichen groben Flecken durchsetzt.

24. I. 1929: Hat bis Ende 1928 als Schießmeister, später als Reparaturhauer gearbeitet, seitdem arbeitet er nicht mehr. Atemnot. Des Morgens viel Husten. Auswurf mitunter blutig. — Gut genährt. Beiderseits oben Schallverkürzung und verschärftes Atemgeräusch ohne Rasselgeräusche. Sputum Tuberkelbaz. 0. Vitalkapazität 2700 ccm. Senkungszeit 6 Stunden. Fieberfrei. Röntgenaufnahme: Die Lungeninduration hat weiter zugenommen, die einzelnen Flecke sind größer geworden. Das linke Lungenfeld ist vom Schlüsselbein bis zur 5. Rippe von dichtstehenden erbsen- bis bohnengroßen, vielfach konfluierenden Flecken durchsetzt.

Infraklavikulär anscheinend Kavernenbildung. Der große Verdichtungsherd
rechts infraklavikulär hat sich nach unten fast bis zum Hilus ausgedehnt. Zahlreiche Zwerchfellverwachsungen. Breites Herz, breite Aorta.

Hier ist — großenteils unter dem Einfluß fortgesetzter Staubarbeit
— innerhalb von $3\,^1/_2$ Jahren eine starke Zunahme der Fibrose zu erkennen. Kavernenbildung, blutiger Auswurf, die Asymmetrie des pro-

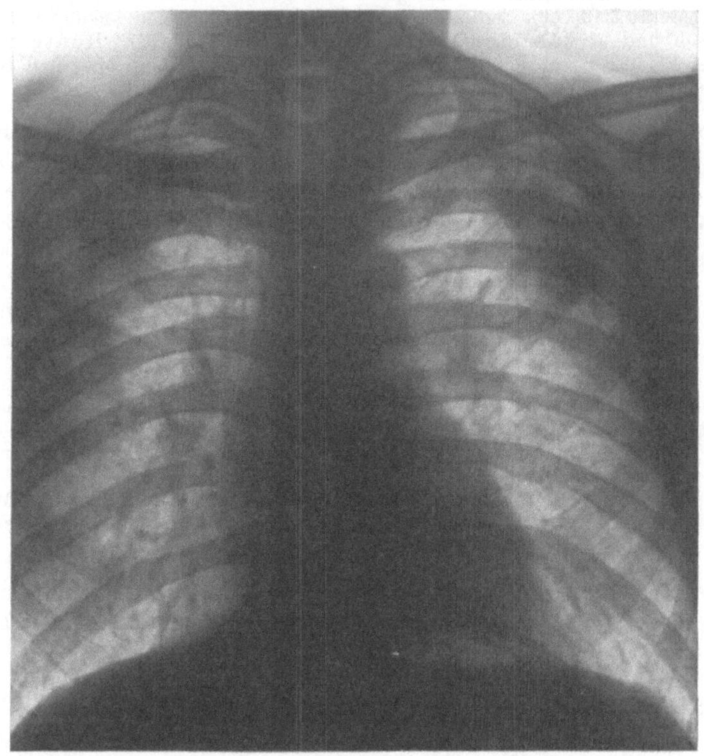

Abb. 30.

zesses lassen an eine gleichzeitie Tuberkulose denken. Tuberkelbazillen
sind bisher nicht nachgewiesen.

Daß auch bei ziemlich vorgeschrittenen Veränderungen der Prozeß
stationär sein kann, selbst wenn der Träger der Staubeinwirkung nicht
völlig entzogen ist, lehrt folgendes Beispiel.

Nr. 108. 7. VII. 1925. Th. H., 48 Jahre, 3 Jahre Kohlen-, danach
27 Jahre Gesteinshauer, arbeitet noch als solcher. Seit 4 Jahren Kurzluftigkeit, die allmählich stärker geworden ist. Kein Husten oder Auswurf.

Lungengrenzen tief, mäßig beweglich. Leichte Schallverkürzung beiderseits
in der Mohrenheimschen und der Achselgrube. Leises unreines Atemgeräusch,

keine Rasselgeräusche. Im spärlichen glasigen Morgensputum Kohleteilchen, keine Tuberkelbazillen.

Röntgenaufnahme 7. VII. 1925: Beide Lungenfelder in ganzer Ausdehnung von sehr feiner dichter Fleckung durchsetzt. Beiderseits infraklavikulär seitlich zwischen 1. und 3. Rippe etwa taubeneigroße homogene Schattenmassen, an die sich nach unten zu links eine erbsen- bis bohnengroße, rechts zwei kastaniengroße Schattenbezirke anschließen. Hilusschatten beiderseits verbreitert, unscharf begrenzt. Zahlreiche Schattenstreifen ziehen vom Hilus zu dem seitlichen Schatten, besonders links. Kräftiger Herzschatten. Einige kleine Zwerchfellverwachsungen beiderseits.

22. VII. 1926: Seit 1 Jahr Schießmeister. Kein Auswurf. Röntgenaufnahme: wie 1925.

26. I. 1929: Wegen Atemnot seit Juli 1928 arbeitsunfähig. Wenig Husten, kein Auswurf. Blutdruck 155 mm Hg. Vitalkapazität 2000 ccm. Senkungszeit $15^1/_2$ Stunden. Röntgenaufnahme wie 1925.

4. XI. 1929: Röntgenaufnahme unverändert (Abb. 30).

Auch die folgenden Fälle 109—119 lassen keine sichere Zunahme der Fibrose während der Beobachtungszeit erkennen.

Nr. 109. H. G., 46 Jahre, 4 Jahre Stein, 21 Jahre Kohle und Nebengestein. 3 Tuberkulosefälle in der Familie. Muskelrheumatismus. Luftmangel bei Arbeit. Mitunter Husten und Auswurf. Blaß, mager, starrer Thorax. Emphysem. Kyphose. Unreines Atemgeräusch. Tuberkelbaz. 0.

Röntgenaufnahme 15. X. 1927: Seitenteile der Mittelgeschosse annähernd gleichmäßig verschattet, die übrigen Lungenabschnitte streifig feinfleckig getrübt. Im rechten Oberfeld Fleckung etwas gröber. Hilus beiderseits seitwärts verzogen. Starkes Emphysem der Unterfelder.

27. VI. 1928: Arbeitet nicht mehr seit 1927. Viel Husten und Auswurf, Mattigkeit, Kopfweh, Abnahme. Tuberkelbaz. 0. Röntgenaufnahme unverändert.

26. VIII. 1929: Senkungszeit 2 Stunden. Tuberkelbaz. 0. Röntgenaufnahme unverändert.

Hier ist also ein ziemlich weit vorgeschrittener Verdichtungsprozeß beider Lungen während zweier Jahre stationär geblieben. Die familiäre Belastung, die grobe Fleckung des rechten Oberfeldes und die Beschleunigung der Senkungsreaktion lassen an die Möglichkeit einer tuberkulösen Infektion denken, beweisende Anhaltspunkte dafür finden sich nicht.

Nr. 110. M. R., 50 Jahre, 17 Jahre Kohle, 15 Jahre Stein. Arbeitet seit kurzem nicht mehr. Atemnot, trockener Husten. Nachtschweiße. — Mager, starrer Thorax. Emphysem. Schallverkürzung über der linken Spitze mit abgeschwächtem Atemgeräusch. Keine Rasselgeräusche. Sputum Tuberkelbaz. 0, Tierversuch negativ. Vitalkapazität 2300 ccm.

Röntgenaufnahme 2. XII. 1925: Tiefstehendes Zwerchfell. Beide Lungenfelder in ganzer Ausdehnung von zahlreichen feinen Flecken durchsetzt, die rechts seitlich zwischen 1. und 4. Rippe konfluieren. Spitzen etwas gröber gefleckt. Derbe Schattenzüge von der rechten Spitze zum verbreiterten, seitlich verzogenen Hilusschatten. Herz ohne Befund.

18. VIII. 1927: Arbeitet über Tage. Sputum Tuberkelbaz. 0. Röntgenaufnahme unverändert.

22. III. 1929: Viel Husten und Auswurf. Beiderseits oben und in der Achselgrube leichte Schallverkürzung mit leisem, unreinem Atemgeräusch ohne Rasseln. Herz ohne Befund. Röntgenbefund im wesentlichen unverändert.

122   Klinische Beobachtungen über den Verlauf der Staubinduration.

Während der 3¹/₄ Jahre der Beobachtung ist der Prozeß also annähernd stationär geblieben. Sichere Anhaltspunkte für Tuberkulose finden sich nicht. Die tuberkulöse Belastung und die gröbere Fleckung der Spitzen bilden immerhin ein gewisses Verdachtsmoment.

Nr. 111. H. B., 47 Jahre, 25 Jahre Gesteins- und Kohlenhauer. Atemnot und Herzklopfen.

Kräftig, gut genährt. Thorax etwas starr. 88 : 92,5 cm. Über der linken Spitze und im rechten Interscapularraum Schallverkürzung mit verschärftem Atemgeräusch. Diffuse trockene Bronchitis. Einige feuchte Rasselgeräusche im rechten Interscapularraum. Sputum zäh-schleimig, enthält mitunter kleine Blutbeimengungen. Tuberkelbaz. 0.

Röntgenaufnahme 7. X. 1921: Rechts neben dem Gefäßschatten ziemlich scharf begrenzter gänseeigroßer Schatten. Weiter abwärts rechts seitlich dichte Schattenmassen, die durch Flecke und Stränge mit dem Hilus in Verbindung stehen. Links sind der untere Teil des Spitzenfeldes und die Infraklavikulargegend seitlich, ebenso die seitlichen Teile des Mittelgeschosses von dichten Schattenmassen eingenommen. Die übrigen Lungenteile von kleineren Flecken durchsetzt. Trachea und Mittelschatten nach rechts verzogen. Herz- und Zwerchfellwinkel beiderseits verwachsen. Rechte Zwerchfellkuppe hochgezogen. Kompensatorisches Emphysem der unteren Lungenabschnitte beiderseits.

8. X. 1924: Röntgenbefund unverändert.

13. V. 1925 zu Hause verstorben, näheres unbekannt.

Nr. 112. J. K., 48 Jahre, 21 Jahre Gesteinshauer. Seit 1925 arbeitet er über Tage. Brustschmerzen. Kein Auswurf, wenig Husten. Vater an Lungenleiden verstorben.

19. III. 1926: Kräftig, gut genährt. Gute Ausdehnungsfähigkeit. Emphysem. Schall regelrecht, verschärftes Atemgeräusch ohne Nebengeräusche. Tuberkelbaz. 0. Vitalkapazität 3200 ccm. Röntgenaufnahme 19. III. 1926: Beiderseits vermehrte Lungenzeichnung mit eingelagerten kleinen Flecken. Im 1. und 2. rechten Zwischenrippenraum seitlich konfluieren diese Flecke zu einem etwa hühnereigroßen Schattenbezirk. Gefäße und Trachea etwas nach rechts verzogen. Hilusschatten beiderseits verbreitert.

11. XII. 1927: Kein Auswurf. — Röntgenaufnahme: unverändert.

29. I. 1929: Bauarbeiter. Atemnot bei Anstrengungen, kein Auswurf. Gut genährt, 90 kg. Brustumfang 97 : 104 cm. Vitalkapazität 3200 ccm. Senkungsreaktion 6 Stunden nach Linzenmeier. Lungenaufnahme unverändert.

Abgesehen von der familiären Belastung und der Asymmetrie der Verdichtungen, kein Anhalt für Tuberkulose.

Nr. 113. P. Sch., 39 Jahre, 19 Jahre Gesteinshauer, seit 1 Jahr Reparaturhauer. Bruder an Lungentuberkulose gestorben. Bruststiche. Arbeitsdyspnoe. Trockener Reizhusten.

10. VIII. 1926: Gut genährt. Beiderseits oben Dämpfung. Atemgeräusch rechts oben verschärft, links oben abgeschwächt. Keine Nebengeräusche. Vitalkapazität 3300 ccm. Röntgenaufnahme: Beide Lungenfelder in ganzer Ausdehnung von einer sehr dichten, teils feineren, teils gröberen Fleckung durchsetzt, die beiderseits seitlich zwischen Schlüsselbein und 5. Rippe konfluiert. Rechts seitlich infraklavikulär ist die Verschattung am dichtesten. Die seitlichen Teile der Unterfelder etwas weniger befallen. Rechter Hilus stark vergrößert, linker Hilus hochgezogen. Herzränder beiderseits unscharf.

16. VIII. 1928: Reparaturhauer. Kein Auswurf. Vitalkapazität 3000 ccm. Senkungsreaktion 4¹/₂ Stunden. Brustumfang 92 : 98 cm. Klinischer und Röntgenbefund unverändert. — Keine Anhaltspunkte für Tuberkulose.

Nr. 114. W. K., 73 Jahre, früher 33 Jahre Stein- und Kohlenhauer.

15. V. 1925: Achylia gastrica. Keine Atembeschwerden. Starrer Thorax. Emphysem, Adipositas. Röntgenaufnahme: Beide Lungenfelder fast in ganzer Ausdehnung von einer sehr dichtstehenden Fleckung durchsetzt, die vielfach zu groben Schattenmassen konfluiert, besonders rechts neben dem Herzen, in der linken Hilusgegend und beiderseits seitlich im 2. Zwischenrippenraum. Beide Lungenwurzeln verbreitert. Zahlreiche Zwerchfellverwachsungen. Herz etwas hypertrophisch und dilatiert.

22. II. 1927: Leichte Verkürzung rechts oben. Leichte diffuse trockene Bronchitis. Blutdruck 170 mm Hg. Auswurf einmal bluthaltig. Tuberkelbaz. 0. Röntgenaufnahme: Im wesentlichen unverändert. Die Schwielen haben sich teilweise etwas verkleinert, es besteht jetzt ein sehr ausgesprochenes Emphysem der unteren Lungenabschnitte.

Klinisch keine sicheren Anhaltspunkte für Tuberkulose, höchstens könnte die Blutung als verdächtig bezeichnet werden.

Nr. 115. H. M., 47 Jahre, 26 Jahre vor Kohle und Stein.

24. VII. 1926: Keine Lungenbeschwerden. Gut genährt. Lungen klinisch ohne Befund. Sputum Tuberkelbaz. 0 (mikroskopisch und Tierversuch). Vitalkapazität 3100 ccm. Familie gesund.

Röntgenaufnahme: Beide Lungenfelder in ganzer Ausdehnung mit Einschluß der Spitzen von einer dichtstehenden feinen Fleckung durchsetzt, die in den Seitenteilen der Mittelgeschosse konfluiert. Im 1. rechten Zwischenrippenraum seitlich einige gröbere Flecke. Hilus beiderseits verbreitert, fleckig. Herz regelrecht.

12. III. 1928: Lungen und Herz klinisch ohne Befund. Vitalkapazität 3500 ccm. Senkungsreaktion 10 Stunden 40 Minuten.

Röntgenaufnahme im wesentlichen unverändert.

Keine klinischen Anhaltspunkte für Tuberkulose.

Nr. 116. A. B., 49 Jahre. Keine Lungenbeschwerden. Sputum Tuberkelbaz. 0 (mikroskopisch und Tierversuch).

25. VI. 1926 Röntgenaufnahme: Beide Lungenfelder von einer feinen Fleckung durchsetzt, die beiderseits seitlich zwischen 2. und 5. Rippe konfluiert. Hilusschatten beiderseits vergrößert, unscharf begrenzt, seitlich verzogen.

16. XII. 1927: Nicht mehr unter Tage gearbeitet. Viel trockener Husten, Kurzluftigkeit, Nachtschweiße. Keine Dämpfung, kein Rasseln. Röntgenbefund im wesentlichen unverändert.

Nr. 117. H. M., 53 Jahre, 30 Jahre Kohlenhauer, 2 Jahre Stein, arbeitet nicht mehr unter Tage. Bruder an Staublunge verstorben. Seit 5 Jahren Atemnot. Herzklopfen bei der Arbeit. Kein Husten, kein Auswurf.

Gut genährt. Lungen perkussorisch und auskultatorisch regelrecht. Vitalkapazität 2000 ccm. 13. VI. 1925 Röntgenaufnahme: Beide Lungenfelder in ganzer Ausdehnung mit Einschluß der Spitzen fein gefleckt. Flecke beiderseits in den Seitenteilen am dichtesten, konfluieren zwischen 1. und 3. Rippe.

27. X. 1926: Stärkere Atemnot. Reichsinvalide. Röntgenaufnahme unverändert.

25. V. 1928: Unverändert. Kein Anhalt für Tuberkulose.

Nr. 118. W. B., 64 Jahre, 1879—1885 Gesteinshauer, später Steiger und Beamter. Atemnot, Druck in der Magengrube.

Gut genährt. Blutdruck 170 mm Hg, Puls 120, Atmung 30, regelmäßig. Klingende 2. Basistöne. Trockene Bronchitis. Leichte Lebervergrößerung. Spär-

liches schleimiges Sputum. Sputum Tuberkelbazillen 0. Röntgenaufnahme
24. X. 1927: Beide Lungenfelder von ziemlich dichter feiner Fleckung durchsetzt. Beiderseits zwischen 1. und 3. Rippe gröbere flächenhafte Schatten. Hilus
beiderseits unscharf begrenzt, kalkhaltig, rechts vergrößert. Herz verbreitert,
hypertrophisch. Unter Therapie rasche Kompensation der Herzkraft.
    15. XI. 1929: Wieder die früheren Beschwerden. Klinischer und röntgeno-
logischer Befund unverändert.
    Darmkarzinom. Dezember 1929 an Karzinom verstorben.

    **Nr. 119. H. B., 46 Jahre, 15 Jahre Stein, 11 Jahre Kohle, nicht weiter
gearbeitet.**

    27. X. 1924 Röntgenaufnahme: Beide Lungenfelder von großen Schatten-
massen eingenommen. Emphysem beiderseits neben den Gefäßen.
    22. X. 1925: Unverändert. Ruhedyspnoe, Herzvergrößerung, Hypertonie
(200 mm Hg).
    2. I. 1929: Schwer krank (Herzinsuffizienz). Ende Februar verstorben.

Die Erfahrungen an den sicher festgestellten Tuberkulo-Silikosen
sprechen dafür, daß bei der mit Kavernenbildung einhergehenden Induration im allgemeinen tuberkulöse Prozesse wesentlich beteiligt sind. Es
mögen sich auch in silikotischen Schwielen durch anämische Nekrose
kleine Kavernen bilden. Der eine von uns hat früher eine derartige Beobachtung beschrieben, Fall 8, S. 29 spricht in dem gleichen Sinne;
aber es handelt sich dann um kleine Zerfallshöhlen inmitten sehr ausgedehnter derber Schwielen, jedenfalls sind solche nicht tuberkulösen Zerfallshöhlen seltene Ereignisse. In den mit Kavernenbildung einhergehenden Fällen 92, 93, 94, 95, 97, 107 halten wir deshalb eine mitwirkende
Tuberkulose für wahrscheinlich, zumal meist auch klinische Symptome
in diesem Sinne sprechen. Ebenso betrachten wir die Bevorzugung des
Spitzengebietes als verdächtig (98, 106, 110). Gewichts- und Kräfteverfall ohne sonstige Ursache lassen bei 96, 104, 109 an die Möglichkeit
einer begleitenden Tuberkulose denken. Bei 96 spricht gleichzeitig eine
Herdreaktion nach Tuberkulin, bei 95, 98, 109 auch die Beschleunigung
der Senkungsreaktion in diesem Sinne. Bei 99 bilden mehrfache Lungenblutungen und eine feuchte Pleuritis, bei 105 familiäre Belastung, Nachtschweiße, Milzschwellung Verdachtsmomente. Es ist anzunehmen, daß
mindestens bei der überwiegenden Mehrzahl dieser Fälle später der
Nachweis von Bazillen gelingt.
    Bei 100, 101, 103 ist röntgenologisch die Asymmetrie der wachsenden
Verdichtungen verdächtig. Das Allgemeinbefinden bleibt aber dauernd
gut, die Senkungsreaktion ist normal.
    Die bisher erwähnten Fälle Nr. 92—107 zeigen eine Zunahme der
Induration während der Beobachtungszeit, trotzdem die Staubarbeit
abgebrochen war oder doch nur noch kurze Zeit fortgesetzt wurde. Die
Zunahme ist bei vielen sehr erheblich, bei anderen nur gering (97, 104).
Bemerkenswert ist, daß auch nach erheblichem Fortschreiten der Prozeß
schließlich zum Stillstand kommen kann (98). In dem recht schweren
Fall 94 war röntgenologisch keine Zunahme zu erkennen, er starb aber
bald danach an den Folgen der Erkrankung.
    Die Fälle 108—119 zeigen keine Zunahme der Fibrose während der

Beobachtungszeit von meist 2—4 Jahren. Bei 109—110 bestehen gewisse Verdachtsmomente auf Tuberkulose. 108 ist als Schießmeister wohl auch noch der Einwirkung weiteren Staubes ausgesetzt gewesen, während die anderen nicht mehr Staubarbeit verrichtet haben. Das Röntgenbild weist zum Teil die typisch-lokalisierten symmetrischen Verdichtungen auf (108, 109, 113, 115, 117), zum Teil asymmetrische geballte Schatten (110, 111, 112).

Von den 28 nicht mit offener Tuberkulose verbundenen Fällen von Staublunge mit geballten Verdichtungen zeigten also 16 während der Beobachtungszeit eine deutliche Verschlimmerung, die sich röntgenologisch in einer Zunahme der Induration bemerkbar machte. Nur wenige von diesen waren noch kurze Zeit der Staubeinwirkung ausgesetzt, die meisten hatten bereits vor der ersten Untersuchung oder unmittelbar danach die staubige Tätigkeit aufgegeben. Bei vielen der fortschreitenden Erkrankungen liegen Verdachtsgründe für eine gleichzeitige Tuberkulose vor, auch bei einigen stationären. Vier von den 28 Fällen sind gestorben und zwar, soweit sich durch Befragen feststellen ließ, drei an den Folgen der Staublunge, einer an einem Darmkarzinom. Fassen wir die Gesamtheit der angeführten Fälle von Stauberkrankung mit massiven Verdichtungen unter Einschluß der offen Tuberkulösen zusammen, so ergibt sich, daß von 43 Fällen im Laufe der folgenden Jahre 31 sich verschlimmert haben, 14 verstorben sind.

		Fortgeschritten	Davon verstorben
Nachgewiesene Tuberkulose	15	15	10
Andere Fälle	28	16	4
Zusammen:	43	31	14

Auf die 43 Fälle entfallen 15 nachgewiesene Tuberkulosen, bei vielen anderen besteht Tuberkuloseverdacht.

Nicht selten ist es dem Verlaufe nach wahrscheinlich, daß von vornherein bei der Entstehung der massiven Schatten die tuberkulöse Infektion beteiligt ist, in anderen Fällen mag sie erst später hinzutreten. Vielfach verläuft diese eigentümliche Mischung von Tuberkulose und Staubveränderungen als fibröser Prozeß jahrelang verhältnismäßig gutartig: er breitet sich zwar meist langsam weiter aus, Katarrh, Fieber, Abmagerung und sonstige toxische Erscheinungen fehlen aber, der Auswurf bleibt lange frei von Tuberkelbazillen. Der Prozeß kann auch zum Stillstand kommen. In denjenigen Fällen aber, in denen Tuberkelbazillen im Auswurf nachweisbar werden, pflegt die Erkrankung meist ziemlich rasch fortzuschreiten und innerhalb einiger Jahre zum Tode zu führen. Die Staublunge im schwieligen Stadium zeigt sich also als eine recht schwere Erkrankung, die in der überwiegenden Mehrzahl der Fälle die Neigung zum Fortschreiten hat, auch nach Aussetzen der Staubarbeit, sehr häufig mit Tuberkulose verbunden ist und in etwa $^1/_3$ der Fälle innerhalb mehrerer Jahre zum Tode führt.

Die Übersicht über den Verlauf der Fälle mit schwerer Stauberkran-

Tabelle

Zu Hause verstorbene Gesteinshauer mit
a) mit nachgewiesener

Name	Alter	Berufstätigkeit	Vorgeschichte
120. A. Di.	47	22 J. St. 3 „ K.	Früher gesund. Familie o. B. April 24 Lungenspitzenkatarrh links. Seitdem Atemnot, Husten, schwarzer Auswurf, Abmagerung.
121. K. W.	39	14 J. St.	Familie o. B. Seit 3 Monaten Husten, Heiserkeit, Nachtschweiße, Fieber.
122. F. Ha.	62	37 J. St.	Seit Januar 27 Husten, Auswurf, Fieber.
123. K. Ste.	36	13 J. St. 4 „ K.	Familie o. B. Seit $1^1/_2$ Jahr Atemnot, Herzklopfen, Husten, Auswurf, Abnahme. Früher gesund.
124. H. Str.	37	15 J. St	Vor 2 Monaten erkrankt. Familie o. B.
125. J. Fi.	59	4 J. St. 23 „ K.	Seit 1 Jahr Atemnot, Husten, Auswurf, Nachtschweiße.

19.

schwerer Silikose bzw. Tuberkulo-Silikose.
Tuberkulose.

Klinischer Befund	Röntgenbefund	Verstorben
September 24. Fieberfrei. Kräftig gebaut, gut genährt. Sputum Tbk. +, zahlreiche Kohleteilchen. Beiderseits oben Dämpfung, links stärker als rechts. Links oben Bronchialatmen. Kling. Rasseln. Hier 5 kg Zunahme. In Heilstätte entlassen.	5. 9. 24: Beide Lungenfelder fast in ganzer Ausdehnung, besonders in den Seitenteilen, symmetrisch verschattet. Nur die untersten Teile etwas lufthaltiger. Hilus beiderseits verbreitert. Derbe Stränge durchsetzen die Unterfelder. Zahlreiche Zwerchfellverwachsungen.	25. 1. 26.
Beiderseits oben Schallverkürzung mit verschärftem A. G. Überall Pfeifen, Brummen, knackende Geräusche. Spärlich Sputum Tbk. +. Leichtes Fieber.	11. 6. 26: Beide Lungenfelder in ganzer Ausdehnung dicht gefleckt. Die Fleckung konfluiert beiderseits in den Seitenteilen und neben der Herzspitze. Hilus beiderseits vergrößert.	Mitte 27.
Juni 27. Mager. Beiderseits oben Dämpfung bis Ang. inf. scap. bzw. 3. Rippe mit vesicobronchialem A. G. und fein- bis mittelblasigen R. G. Links vorn oben metallische R. G. Sputum Tbk. +, viele Kohleteilchen. Fieber.	17. 6. 27: Beide Lungenfelder von zahlreichen feinen Flecken durchsetzt. Linkes Oberfeld intensiv verschattet mit großen Kavernen. Rechte Spitze intensiv verschattet, kleine Kavernen.	Anfang 28.
Oktober 27. Mager. Dyspnoe. Ganze rechte Lunge und rechtes Spitzengebiet gedämpft mit verschärftem A. G. Im Hilusgebiet Bronchialatmen. Beiderseits im Mittelgeschoß spärlich trockene R. G. Sputum Tbk. +. Fieber.	20. 10. 27: Luftgehalt stark herabgesetzt. Beide Lungenfelder von zahllosen kleineren und größeren Flecken durchsetzt. Rechtes Oberfeld und seitliche Teile des rechten Mittelfeldes homogen verschattet. Kaverne unter rechtem Schlüsselbein seitlich. Im linken Mittelgeschoß konfluieren die Flecke. Rechts Zwerchfell hochgezogen.	6. 12. 27.
Tbk. +, anfangs Fieber, später fieberfrei. Kräftig gebaut, mäßig genährt. Dämpfung beiderseits oben, rechts stärker als links. Rechts oben Bronchialatmen und kling. R. G.	30.12.25: Beiderseits konfluierende Verschattung, rechts zwischen 1. und 4., links zwischen 1. und 6. Rippe, mit zahlreichen kleinen Flecken. Übrige Lungenteile gefleckt. Pericardverwachsungen.	1927.
Adipositas. Starrer Thorax. Bewegungsdyspnoe. Diffuse trockene Bronchitis. Fieberfrei. Sputum Tbk. +.	16. 3. 26: Dichte Fleckung beider Lungen. Ausgedehnte homogene Verschattungen beiderseits in der Nachbarschaft des Hilus. Medialer Teil der rechten Zwerchfellkuppe hochgezogen.	21. 3. 27.

Tabelle 19

Name	Alter	Berufstätigkeit	Vorgeschichte
126. H. Jö.	50	16 J. St. 6 „ K.	Familie o. B. Seit 3 Jahren Husten, Auswurf. Gew.-Abnahme, Atemnot. Wegen Bronchitis eingewiesen.
127. E. Wö.	36	16 J. St.	Seit $\frac{1}{2}$ Jahre Brustschmerzen, Husten, Abnahme; seit kurzem dicker Leib. Familie o. B.
128. Re.	47	etwa 20 J. St. „ 11 „ K.	Seit 1917 mehrfach Blutspucken.
129. Fr. Ba.	49	27 J. St.	Familie o. B. Seit mehreren Jahren kurzluftig. Jetzt starke Abnahme.
130. G. Li.	55	15 J. St. 20 „ K.	Husten, Auswurf, Magendruck.
131. E. Ro.	40	etwa 15 J. St.	Tuberkulose in Familie. 1915 Pleuritis nach Blinddarmoperation. Seit einigen Monaten trockener Husten, Atemnot. Heilstätte. Tbk. stets 0. Abnahme.
132. M. Ki.	58	34 J, St.	Familie o. B. Beklemmung.

(Fortsetzung).

Klinischer Befund	Röntgenbefund	Verstorben
Blaß. Leichtes Fieber. Beiderseits oben Schallverkürzung mit Bronchialatmen und kling. R. G. Links infraklavikulär Tympanie, amphor. A. G. großblasig. Kling. R. G., Sputum Tbc. +.	17. 11. 27: Beiderseits Ober- und Mittelfelder fast homogen verschattet mit mehreren zentralen Aufhellungen. Verwachsungen der linken Zwerchfellkuppe.	Ende 28.
Mager. Tuberkulöser Acites, Dyspnoe, Cyanose. Hgl. 52%. Leichte Verkürzung rechts vorn ab 2. Rippe. Fieber. Sputum Tbk. 0. Keine R. G.	24. 10. 24: Beide Lungenfelder gefleckt. Rechts ein dem unteren Teil des Hilus anliegender kinderfaustgroßer Schatten. Links Spange vom Herzen zur seitlichen Brustwand.	1925?
Mager. Sputum grauschwarz, Tbk.+, massenhaft Kohleteilchen und Gesteinssplitter darin. Dämpfung. Bronchialatmen, kling. R.G. über rechtem Oberlappen.	1924: Beide Lungenfelder fein gefleckt. Rechts Oberlappen intensiv verschattet mit zentraler Kaverne.	1924.
April 23: starrer Thorax. Obere und axillare Teile verkürzt, mit verschärftem A.G., trockenen und feuchten R.G. Vitalkapazität 1800. Wenig Auswurf, schleimig. Tbk. 0. Fieberfrei.	12. 4. 23: Beiderseits Seitenteile der Lungenfelder von intensiven symmetrischen Schattenmassen eingenommen. Zwerchfellverwachsungen.	etwa 24.
Dez. 24: Geringe trockene Bronchitis, keine Dämpfung, Dyspnoe. Fieberfrei. Sputum Tbk. 0. Achylia gastric.	21. 2. 25: Beide Lungenfelder von zahlreichen feinen Flecken durchsetzt, die in den Seitenteilen konfluieren. Auch links neben dem Herzen Konfluenz.	9. 5. 27.
November 22: Dyspnoe. Rechte Seite gedämpft, bronchovesikuläres Atmen dort. Links verschärftes Atemgeräusch, kein Rasseln. Tbk. 0. Fieberfrei.	9. 11. 22: Beide Lungenfelder dicht gefleckt. Flecke konfluieren vielfach, rechts stärker als links. Zwerchfellverwachsungen beiderseits. Trachea stark nach rechts verzogen.	etwa 23.
Hypertonie, Mitralinsuffizienz. Ischias, Vitalkapazität 3000 ccm.	22. 8. 24: Beide Lungenfelder von dichten feinen Flecken durchsetzt. Kleinapfelgroßer dichter Schatten rechts unterhalb und seitlich der Lungenwurzel.	1926 an Herzinsuffizienz.

kung wird vervollständigt durch den Bericht über 13 Fälle, die hier nur
kürzere Zeit beobachtet wurden und später zu Hause verstarben (Nr. 120
bis 132), und 12 weitere, die im Endstadium ins Krankenhaus kamen,
dort verstarben und seziert wurden (Nr. 133—144). Von den zu Hause
verstorbenen 13 Fällen wiesen 8 (Nr. 120—126, 128) während ihres
Krankenhausaufenthaltes eine offene Tuberkulose auf, bei einem (Nr. 127)
ist die begleitende Tuberkulose durch die tuberkulöse Peritonitis gesichert. Bei 4 anderen (Nr. 129—132) war eine Tuberkulose nicht nachgewiesen. Nähere Angaben in Tabelle 19.

Über 11 von den 12 hier nach kürzerer Krankheit zur Sektion gekommenen schwieligen Fällen (Nr. 133—144) ist bereits in früheren Arbeiten eingehender berichtet worden. Der Bericht über den 12. Fall
findet sich im pathologisch-anatomischen Teil dieser Arbeit (S. 26). Bei
allen diesen 12 Fällen wurde die schwere Stauberkrankung anatomisch
nachgewiesen, 5 hatten gleichzeitig aktive tuberkulöse Lungenprozesse.
Zählt man diese 25 Fälle den länger beobachteten 44 Fällen zu, so ergibt
sich folgendes Gesamtbild:

Gesamtzahl	Fortgeschritten	Davon verstorben	Tuberkulose
68	56	39	29

Der Gesamteindruck des Krankheitsverlaufes und der Häufigkeit
der Tuberkulose ist hier noch ungünstiger als in der Statistik Seite 125.
Das Bild ist aber durch die Einbeziehung der im Endstadium das
Krankenhaus aufsuchenden Leute einseitig gefärbt. Diese letzte Übersicht entspricht daher nicht den Durchschnittsverhältnissen.

Zusammenfassung der klinischen Beobachtungen.

Die mehrjährige klinische und röntgenologische Verfolgung von
im Krankenhaus beobachteten Gesteinshauern mit röntgenologisch
nachweisbaren Lungenverdichtungen ergibt folgendes Gesamtbild:

Von den mit ganz geringgradigen Veränderungen zuerst in Beobachtung getretenen Gesteinshauern zeigten innerhalb der Beobachtungszeit 22% eine Zunahme der Verdichtungen. Manche der in der ersten
Gruppe aufgeführten Fälle mögen gar nicht einer eigentlichen indurativen Staublunge entsprechen, sondern vielleicht reaktionslosen Kohlenstaubablagerungen die Eigenheiten ihres Röntgenbildes verdanken.
Tritt eine Zunahme der Verdichtungen ein, so kann diese innerhalb
weniger Jahre bis zur Entstehung größerer Schwielen führen. Gering-
fügige tuberkulöse Erkrankungen können unter Umständen ganz ähnliche Bilder hervorrufen, die röntgenologisch und klinisch eine Abgrenzung gegenüber den eben geschilderten Veränderungen nicht erlauben und nur durch den Tierversuch sich als Tuberkulose erweisen.
Anderseits stützen frühzeitige apikale und subapikale gröbere Herde den
Verdacht einer gleichzeitigen tuberkulösen Erkrankung.

Die Fälle mit röntgenologisch typischer feinfleckiger Silikose zeigten
in 40% eine Zunahme der Fibrose innerhalb der Beobachtungszeit, die

bis zu schwersten den Tod herbeiführenden Indurationen des Lungengewebes führen kann. Diese Zunahme der Fibrose tritt anscheinend bei Fortsetzung der staubigen Arbeit häufiger auf als nach Aufgabe der Arbeit. Aber auch in letzterem Falle kann sie rasch fortschreiten.

In einem erheblichen Prozentsatz sind mit der feinfleckigen Staublunge schon frühzeitig tuberkulöse Prozesse verbunden, die sich meist röntgenologisch wieder durch apikale oder subapikale gröbere, nicht selten zum Zerfall neigende Herde zu erkennen geben. Diese tuberkulösen Herde pflegen im Laufe der folgenden Jahre fast immer an Ausdehnung zuzunehmen, und der gesamten Erkrankung allmählich den Charakter der fortschreitenden Lungentuberkulose aufzuprägen. Nur selten kommt ein solcher tuberkulöser Prozeß bei unserem Beobachtungsmaterial zum Stillstand bzw. zur Ausheilung.

Die Fälle unserer dritten Gruppe (diffuse Fleckung mit Bildung massiver Schatten), zeigen in der weit überwiegenden Zahl auch nach Aussetzen der Arbeit ein Fortschreiten der Verdichtungsprozesse, viele sterben innerhalb der Beobachtungszeit. Diese Progredienz der Prozesse zeigt sich mitunter noch viele Jahre nach Aussetzen der Arbeit. Hat sie einmal begonnen, so führt sie meist weiter. Ausnahmsweise können die Verdichtungsprozesse wieder zum Stillstand kommen. Bei fast der Hälfte der Fälle läßt sich im Laufe der Zeit eine offene Tuberkulose nachweisen, bei vielen anderen ist eine Tuberkulose aus klinischen und röntgenologischen Gründen als wahrscheinlich anzusehen. Die mit offener Tuberkulose verbundenen Erkrankungen verlaufen fast sämtlich fortschreitend und führen meist innerhalb weniger Jahre zum Tode. Es sei nochmals hervorgehoben, daß unsere an Krankenhauspatienten gewonnenen Beobachtungen nicht ohne weiteres auf die Allgemeinheit der Staubfibrosen übertragen werden dürfen.

Klinische und anatomische Befunde und Tierversuche sprechen dafür, daß die feinknotige Silikose ein selbständiges durch den Quarzstaub hervorgerufenes Leiden ist, das ohne Mitwirkung des Tuberkelbazillus entsteht. Eine fortschreitende tuberkulöse Erkrankung gesellt sich aber schon in diesem Stadium nicht selten zur Staublunge hinzu, meist zunächst in Form apikaler oder subapikaler gröberer Verdichtungen.

In manchen der vorgeschrittenen tödlichen Fälle schwieliger Silikose hat sich histologisch eine Tuberkulose nicht nachweisen lassen, auch der Tierversuch mit schwieligem Material ist wiederholt negativ ausgefallen. Anderseits mahnt der positive Ausfall des Tierversuchs und der Züchtung in einem Falle, wo histologisch sich keine Anhaltspunkte für Tuberkulose ergeben, zur Vorsicht in der Deutung des anatomischen Befundes. Es scheint, daß unter der Mitwirkung des Staubes die gleichzeitige Tuberkulose Formen annehmen kann, die ihre histologische Erkennung sehr erschweren, vielleicht mitunter unmöglich machen. Manche klinischen Beobachtungen sprechen ebenfalls dafür, daß oft die Bildung größerer Schwielen unter der Mitwirkung einer latenten tuberkulösen Infektion erfolgt, so besonders die Tatsache, daß der Übergang zur Schwielenbildung öfter erst viele Jahre nach Aufgeben der Berufstätigkeit erfolgt, ferner der plötzliche kavernöse Zusammenbruch einer jahrelang bestehenden Schwiele unter gleichzeitiger Ausscheidung von Tuberkelbazillen.

Für die Mehrzahl der schweren Staublungen ist uns die Mitwirkung einer tuberkulösen Infektion wahrscheinlich, die jahrelang latent verläuft, keinerlei toxische Erscheinungen macht, das Allgemeinbefinden und den Ernährungszustand nicht beeinträchtigt, aber doch langsam progressiven Charakter hat und schließlich oft als offene, zur intrakanalikulären, mitunter auch zur hämatogenen Metastasierung neigende Tuberkulose endigt.

Anderseits wird man die Möglichkeit nicht von der Hand weisen dürfen, daß durch immer dichtere Durchsetzung des Lungengewebes mit kleinen Staubknoten bis zur gegenseitigen Berührung schließlich auch größere Staubschwielen ohne Mitwirkung des Tuberkelbazillus entstehen können. Das gilt vielleicht besonders für die röntgenologisch so häufigen symmetrischen Verdichtungen der seitlichen Lungenteile.

Unsere Beobachtungen bringen also im wesentlichen eine Bestätigung der südafrikanischen Untersuchungen, wenn sie auch der Steinstaubeinwirkung an sich eine größere Bedeutung zusprechen[1].

Der Mitwirkung der gewöhnlichen Entzündungserreger vermögen wir — abweichend von der Ansicht der Südafrikaner — einen besonderen Einfluß auf die Entstehung der großen silikotischen Schwielen nicht einzuräumen, da wir wiederholt beobachtet haben, daß Pneumonien und Pleuritiden bei Bergleuten mit Silikose ebenso verlaufen, sich gerade so resorbieren wie bei anderen Kranken.

---

[1] Anm. bei der Korrektur: Mit den letzten Mitteilungen aus Südafrika stimmen sie völlig überein (vgl. S. 3). Auch die Arbeiten von Mascher, Beitr. z. Klin. d. Tbk. **73** (1930) und Hygiea 92 (Stockholm 1930) kommen zu dem gleichen Ergebnis.

Statistische Untersuchungen über die Beziehungen zwischen Staublunge und Tuberkulose.

Aus der Verfolgung der hier aufgeführten Krankheitsfälle geht hervor, wie häufig sich die Tuberkulose mit der Staubinduration der Lunge, besonders ihren schweren Formen, verbindet. Diese Disposition der Staublungenkrankheit zur Tuberkulose zeigt sich vielleicht noch deutlicher, wenn wir die Häufigkeit der offenen Tuberkulose bei den im Krankenhaus beobachteten Gesteinshauern mit der bei Kohlenhauern vergleichen. Die Kohlenhauer leben unter den gleichen äußeren Bedingungen wie die Gesteinshauer, sind nur der Gesteinsstaubwirkung nicht oder doch nur in geringem Maße ausgesetzt. Unterschiede in der Tuberkulosehäufigkeit dürften daher im wesentlichen durch die Berufsschädigungen bedingt sein. Einflüsse der Staubeinwirkung sind immer erst nach längerer Arbeitsdauer zu erwarten, wir haben deshalb nur Gesteinshauer und Kohlenhauer mit mehr als je 10jähriger Berufstätigkeit verglichen. Von den im Laufe der Jahre im Krankenhaus länger beobachteten 346 Gesteinshauern mit über 10jähriger Tätigkeit hatten 38 (=11,0%) eine offene Tuberkulose, von den 413 Kohlenhauern mit gleich langer Tätigkeit war bei 13 eine offene Tuberkulose nachzuweisen (=3,1%). Bei den Gesteinshauern war die Tuberkulose also mehr als dreimal so häufig wie bei den Kohlenhauern.

Die Beobachtungen beziehen sich auf Krankenhauspatienten, sie geben daher kein Bild von der absoluten Häufigkeit der Tuberkulose, sondern haben nur einen Vergleichswert gegenüber den bei Kohlenhauern gewonnenen Zahlen. Untersuchen wir voll arbeitsfähige Gesteinshauer, so finden wir nur selten Tuberkulöse darunter. In einer Reihe von 240 im letzten Jahre untersuchten arbeitenden Gesteinshauern (mit allerdings meist kürzerer Arbeitszeit) war kein einziger mit einer aktiven Tuberkulose.

Auch bei den als Krankenhauspatienten untersuchten Gesteinshauern mit kürzerer Gesteinstätigkeit findet sich eine offene Tuberkulose weit seltener. Von 313 Gesteinshauern (Krankenhauspatienten) mit 1—10jähriger Berufstätigkeit hatten 14 eine offene Tuberkulose = 4,4%, also nicht halb so viel als bei den Gesteinshauern mit mehr als 10jähriger Berufstätigkeit. Es besteht also ein Parallelismus der Häufigkeit der Tuberkulose und der Stauberkrankung bei Gesteinshauern, denn auch diese zeigt sich in ihren schweren Formen meist erst nach mehr als 10jähriger Tätigkeit. Die Tuberkulose der Gesteinshauer ordnet sich damit dem von Collis und Teleky gefundenen allgemeinen Gesetz ein, daß in allen quarzhaltigem Staub ausgesetzten Berufen die Tuberkulose ihre größte Häufigkeit erst in den späteren Jahrzehnten aufweist.

Einer Erörterung bedarf noch die Frage, in welcher Weise die Tuberkulose den Verlauf der Staubkrankheit beeinflußt, und ob sie bei Staubkranken anders verläuft als bei anderen Menschen. Wir können zunächst feststellen, daß die Sterblichkeit der offentuberkulösen Gesteinshauer mit Staublunge weit größer ist als die der nicht tuberkulösen Staubkranken. Von 91 pneumonokoniotischen Gesteinshauern ohne nachgewiesene Tuberkulose waren innerhalb der Beobachtungszeit von durchschnittlich $2\frac{1}{2}$ Jahren 22 verstorben $= 24\%$, von 52 pneumonokoniotischen Gesteinshauern mit offener Tuberkulose 35 $= 67\%$, also fast das Dreifache. Diese Beobachtung stimmt grundsätzlich überein mit denen der südafrikanischen Untersucher. Nach 7jähriger Beobachtungsdauer waren von den Bergleuten mit einfacher Silikose 29% gestorben, mit reiner Tuberkulose 45%, mit Tuberkulo-Silikose 87%. Also auch hier ist die Sterblichkeit bei Tuberkulo-Silikose weit größer als bei reiner Silikose. Collis berichtet aus England über ähnliche Erfahrungen.

Wenn bei unserem Material die Sterblichkeit nach etwa 3 Jahren schon fast so hoch ist wie in Südafrika nach 7 Jahren, so liegt das wohl daran, daß die dortigen Zahlen sich auf die Gesamtheit der Arbeiter stützen, während hier nur solche erfaßt sind, die wegen Krankheit das Krankenhaus aufgesucht haben.

Gesellt sich zur Staubkrankheit eine offene Tuberkulose, so verläuft diese bei unserem Beobachtungsmaterial im allgemeinen rasch. Von 47 seit mehr als 2 Jahren verfolgten tuberkulösen Gesteinshauern sind 35 tot, 3 verschollen (nach der Schwere der Erkrankung zu urteilen, wahrscheinlich tot), 9 leben noch. Von diesen 9 sind 2 latent geworden, 5 sind seit 3 Jahren krank, 1 seit 6 Jahren, 1 seit 10 Jahren. Von den 35 Toten sind 30 innerhalb von 2 Jahren nach dem Manifestwerden der Tuberkulose verstorben, 3 weitere innerhalb von 3 Jahren, bei 2 ließ sich die Tuberkulose bis in die Jugend verfolgen.

Nur selten begegnen wir also staubkranken Gesteinshauern, bei denen eine offene Tuberkulose sich über eine größere Reihe von Jahren verfolgen läßt, wie es sonst bei dem schubweisen Verlauf der Tuberkulose häufig der Fall ist. Die wenigen Fälle, bei denen anamnestisch die Tuberkulose sich länger zurückverfolgen läßt, waren meist nur kürzere Zeit der Staubeinwirkung ausgesetzt gewesen und hatten nur geringe Staubveränderungen. Nur zweimal ist eine offene Tuberkulose, die bei einem staubkranken Gesteinshauer aufgetreten war, latent geworden.

Anderseits finden wir nicht so selten Fälle, wo Anamnese und Röntgenbefund eine vor vielen Jahren bereits ausgeheilte apikale oder subapikale Spitzentuberkulose erweisen, bei denen es trotz des späteren Auftretens deutlicher Staubveränderungen nicht zu einem Wiederaufflackern der Tuberkulose gekommen ist.

Eine abgeheilte Tuberkulose braucht also bei der Entwickelung der Staublunge nicht wieder aufzuflackern und diese nicht ungünstig zu beeinflussen.

Unsere Beobachtungen ergeben, daß die offene Tuberkulose bei staubkranken Gesteinshauern im allgemeinen ungünstig verläuft, wenigstens wenn bereits schwerere Staubschädigungen vorliegen. Sie zeigen anderseits, daß wahrscheinlich oft dem Erscheinen der Bazillen im Auswurf ein jahrelanges Stadium vorangeht, in dem eine geschlossene fibröse Staubtuberkulose nur ganz langsam voranschreitet und das Allgemeinbefinden nur wenig beeinflußt. Der fibröse Charakter der Veränderungen, die Verlegung der Lymphbahnen sind wohl die Ursache für das völlige Fehlen akuter und toxischer Symptome während vieler Jahre.

So erklären sich wohl die zahlreichen Widersprüche in der Literatur über den Verlauf der Tuberkulose bei Staubkranken. Besonders die mit der Staubkrankheit der Porzellanarbeiter sich beschäftigenden Autoren[1] betonen meist, daß die Tuberkulose der Porzellanarbeiter nicht ungünstiger verläuft als sonst die Tuberkulose, vielleicht sogar günstiger. Nun scheinen bei den Porzellanarbeitern die leichten Formen der Staublunge zu überwiegen oder wenigstens in den bisherigen Arbeiten häufiger erfaßt zu sein. Bei diesen mag die Tuberkulose wohl den rein fibrösen Charakter ohne Neigung zum Zerfall bewahren und auch oft zur Ausheilung kommen. Die bisherigen Publikationen erstrecken sich meist nur auf arbeitende Porzellaner. Untersucht man die aus der Arbeit ausgeschiedenen invaliden Porzellaner, so findet man nach den Beobachtungen von Koelsch und Kaestle[2] wesentlich schwerere Krankheitsformen. Es zeigen sich also ähnliche Unterschiede wie bei arbeitenden und kranken Gesteinshauern. Und es bedürfte einer genaueren Verfolgung gerade der invaliden staubkranken Porzellaner, um ein vollständiges Bild von der Häufigkeit und dem Verlauf der Tuberkulose bei Porzellanarbeitern zu bekommen. Es muß aber auch die Möglichkeit zugegeben werden, daß Porzellanstaub infolge seiner anderen chemischen Zusammensetzung anders wirkt als der Gesteinsstaub in Bergwerken.

Die südafrikanischen Untersucher finden, daß bei den leichten Formen der Staubkrankheit die Tuberkulose in ihrem Verlauf nur wenig von dem der reinen Tuberkulose abweicht, daß dagegen bei den schweren Formen der Staubkrankheit eine offene Tuberkulose meist bösartig verläuft und die Prognose wesentlich verschlechtert (Irvine, l.c.). Das dürfte auch für die hiesigen Verhältnisse gelten.

Das Maximum der Tuberkulosesterblichkeit liegt bei den durch Quarzstaub gefährdeten Berufen in einem höheren Lebensalter als im Durchschnitt (Collis[3], Teleky). Man hat daraus auf eine günstige Wirkung des Staubes auf den Verlauf der Tuberkulose schließen wollen. Dieser Schluß ist nicht ohne weiteres berechtigt. Der dem Quarzstaub

---

[1] Koelsch u. Kaestle, zitiert nach Lehmann. — Holst, Kaplunova u. Santotzky: Fortschr. Röntgenstr. 37, H. 3. — May u. Petri: Beitr. Klin. Tbk. 58, H. 2. — Holtzmann u. Harms, Tuberkulosebibliothek 1923, Nr 10. — Rössle: Brauers Beitr. Klin. Tbk. 47, H. 2. — Lehmann: Schriften aus dem Gesamtgeb. der Gewerbehyg., Neue Folge, H. 25 (1929).

[2] Kaestle: Forstschr. Röntgenstr. 37, H. 3.

[3] Collis: J. State Med. Mai 1925.

ausgesetzte Arbeiter erkrankt meist erst im höheren Lebensalter an Tuberkulose, dementsprechend tritt auch der Tod erst später ein. Wäre die Staubschädigung nicht vorangegangen, so wären die meisten der an Tuberkulo-Silikose verstorbenen Arbeiter voraussichtlich überhaupt nicht an Tuberkulose erkrankt. Redeker bezeichnet mit Recht diese tuberkulösen Erkrankungen der Quarzstaubarbeiter als „Zusatztuberkulosen".

Allgemein bekannt ist die verhältnismäßig geringe Infektiosität der Staubtuberkulose, die wohl mit der Bazillenarmut des Auswurfes zusammenhängt (Agricola, Collis). Gleichwohl zeigen die sorgfältigen Erhebungen Kreusers[1], daß die Tuberkulosesterblichkeit der Angehörigen in Dörfern mit keramischer Industrie größer ist als in benachbarten keramikfreien Dörfern unter sonst gleichartigen Bedingungen, daß also doch eine Infektiosität besteht.

Worauf die erhöhte Empfänglichkeit des silikotischen Gewebes gegenüber der tuberkulösen Infektion beruht, ist letzten Endes nicht geklärt. Immerhin geben die experimentellen Untersuchungen von Kettle[2] hier wohl Fingerzeige. Sie zeigten, daß durch Kieselsäureinjektion entstandene Gewebsnekrosen einen sehr guten Nährboden für Tuberkelbazillen abgeben und daß sie auf im Körper kreisende Tuberkelbazillen eine Art anlockender Wirkung ausüben.

---

[1] Kreuser: Beitr. Klin. Tbk. **63**, H. 4/5.
[2] Kettle: J. ind. Hyg. 8, 491 (1926).

Kohlenhauer.

Die allgemeine Erfahrung zeigt, daß bei den Kohlenhauern im
Ruhrgebiet Staubindurationen weit seltener sind als bei den Gesteins-
hauern. Immerhin weicht auch bei ihnen das Röntgenbild nicht so
selten vom normalen ab. Oft entspricht es ungefähr dem, was wir als
leichteste Staubveränderungen bei Gesteinshauern beschrieben haben:
Vermehrung der Lungenzeichnung, die netzförmigen Bau zeigt, fleckige
Verdickung der Knotenpunkte dieser Netze, Verdickung der vom Hilus
ausgehenden Stränge, Verbreiterung des Hilusschattens. Da sich diese
Veränderungen oft bei älteren Kohlenhauern finden, die bereits an
Altersemphysem leiden, so hebt sich die netzförmige Zeichnung besonders deutlich von dem Untergrund ab. Anatomische Untersuchungen
zeigen, daß es sich hier größtenteils nicht um eine Bindegewebsvermehrung in der Lunge, sondern um eine Kohlenstaubanfüllung der peribronchialen und perivaskulären Lymphräume ohne Induration handelt,
also nicht um eine Pneumonokoniose im engeren Sinne. Neben diesen
leichtesten Veränderungen weist eine beschränkte Zahl von Kohlenhauern aber die typischen Erscheinungen der feinfleckigen Staublunge
auf. Es fragt sich, ob der Kohlenstaub an sich diese Veränderungen
hervorgerufen hat oder vielleicht Beimengungen von Gesteinsstaub.
Letztere Möglichkeit ist zunächst nicht von der Hand zu weisen. Kohlenhauer, die in der Nähe von Gesteinshauern arbeiten, werden gelegentlich etwas Gesteinsstaub einatmen können. Da es neuerdings üblich ist,
daß auch die Kohlenhauer das sogenannte Nebengestein mit Preßluft-
hämmern bearbeiten und wegräumen, so können sie durch ihre eigene
Tätigkeit ebenfalls zeitweise Steinstaub erzeugen und einatmen. Und
schließlich ist zu erwägen, daß die Kohle meist einen nicht unbeträcht-
lichen Aschegehalt aufweist, der kieselsäurehaltig sein kann.

Trotzdem liegt es näher, dem Kohlenstaub allein eine gewisse, wenn
auch geringe fibroseerzeugende Wirkung zuzusprechen. Die Tierversuche von Arnold, Mavrogordato u. a. mit Rußinhalation sprechen
dafür. Unsere chemischen Untersuchungen (siehe S. 24) ergeben, daß
bei Kohlenhauern mit starkem Kohlegehalt der Lungen sich feinknotige
Indurationen finden in Fällen, die nur geringen Quarzgehalt aufweisen,
der für sich allein sonst nicht zur Erzeugung der Knötchen zu führen
pflegt. Aber das ist eine Frage von mehr theoretischem Interesse.
Praktisch fällt immer wieder die Seltenheit schwererer Staubveränderungen bei Kohlenhauern auf. Unsere Statistik an Krankenhauspatienten der letzten drei Jahre (seit Anwendung der Filmtechnik) ergibt folgendes Bild:

Tabelle 20. Kohlenhauer.

Arbeitszeit	Fälle	Beginnende Veränderungen	Feinfleckiges Stadium	Beginnende Schwielenbildung	Ausgesprochene Schwielenbildung	Summe
0—10 J.	24	0	1	0	0	1
10—20 „	94	16	9	0	0	25
20—30 „	74	17	9	0	0	27
30—40 „	31	12	9	1	0	22
Summe:	223	45	28	1	0	75

Wir sehen also, daß hier wie in allen Staubberufen die Häufigkeit der Veränderungen mit zunehmender Berufsdauer steigt, die Gesamtzahl der ausgesprochenen Staubveränderungen aber nur gering ist. Unter 223 Kohlenhauern finden sich nur 29 mit deutlichen Staubveränderungen, und zwar 28 im feinfleckigen Stadium (meist nur geringen Grades), einer mit leichter Schwielenbildung, kein schwerer Fall. Unter den positiven Fällen gaben mehrere an, daß sie gelegentlich auch etwas Gesteinsarbeit ausgeführt hätten. Das Befinden und die Leistungsfähigkeit der Kohlenhauer ist durch ihre etwaigen geringen Staubveränderungen kaum beeinträchtigt.

Dieser gutartige Charakter der Veränderungen zeigt sich auch, wenn wir Kohlenhauer mit festgestellten Staubveränderungen mehrere Jahre verfolgen. Die folgende Tabelle 21, die sich größtenteils auf ältere, in der vorigen Tabelle nicht aufgeführte Fälle erstreckt, gibt eine Übersicht hierüber.

Von den 42 länger verfolgten Fällen befanden sich 26 im beginnenden, 11 im feinfleckigen, 5 im Stadium beginnender Schwielenbildung. 11 dieser Leute haben während der Beobachtungszeit weiter als Kohlenhauer gearbeitet, die anderen 31 haben keine staubige Arbeit mehr verrichtet. Von diesen 42 Fällen zeigt sich nur bei zweien eine Zunahme der Verdichtungen, und zwar bei im feinfleckigen oder schwieligen Stadium befindlichen Leuten, die nicht mehr gearbeitet haben.

Die sich hier im allgemeinen äußernde Gutartigkeit des Verlaufes zeigt sich selbst in jenen Fällen, wo nach dem klinischen und röntgenologischen Bilde eine gleichzeitige tuberkulöse Infektion anzunehmen ist (Tuberkelbazillen mikroskopisch nicht gefunden, Tierversuch einmal +), wie aus Tabelle 22 ersichtlich ist.

Nur in einem der 7 aufgeführten Fälle ist also während der Beobachtungszeit eine Zunahme der Verdichtungen eingetreten, bei allen anderen ist der Prozeß stationär geblieben oder hat sich zurückgebildet. Das Bild ist also wesentlich anders als bei den Gesteinshauern, wo eine klinisch und röntgenologisch nachweisbare Tuberkulose meist Neigung zum — wenn auch langsamen — Fortschreiten zeigt.

Staubveränderungen bei Kohlenhauern sind auch von anderen Untersuchern gefunden worden. Pancoast[1] und Pendergrass finden bei

---

[1] Pancoast u. Pendergrass: Pneumoconiosis. New York 1926.

Tabelle 21. Nachuntersuchungen an Kohlenhauern mit Staubveränderungen.

Name	Alter J.	Dauer der Kohlenhauertätigkeit J.	Weiter gearbeitet	Stadium der Staubveränderungen	Verlauf	Beobachtungsdauer J.	Bemerkungen
Alb.	51	18	–	beginnend	unverändert	$1^3/_4$	
Alt.	48	24	–	,,	,,	$2^1/_4$	
Ar.	39	20	+	,,	,,	2	
Bar.	32	16	+ (1 J.)	,,	,,	2	
Böh.	41	14	–	,,	,,	2	
Beh.	65	28	–	,,	,,	$1^1/_2$	selten Stein.
Bra.	50	15	+	feinfleckig	,,	$1^1/_4$	Schießmeister.
Büs.	69	35	–	beginnend	,,	$1^1/_4$	
Bull.	45	24	–	,,	,,	$1^3/_4$	Tierversuch 0.
Bur.	61	etwa 30	–	,,	,,	3	Kapizität 3500.
Bu.	48	28	+	,,	,,	2	ein wenig Stein.
Eg.	42	15	–	feinfleckig	,,	3	ein wenig Stein, 1929 verstorben.
Dör.	49	21	–	beginnend	,,	2	
Döb.	59	31	–	beg. Schwielenbildung	,,	$1^1/_4$	tumorartige Schwielen, Tierversuch 0.
Deg.	51	31	–	beginnend	,,	$1^1/_2$	etwa 1 J. Stein, Tierversuch 0.
Die.	46	21	+	,,	,,	$1^1/_4$	gelegentl. Stein, Schießmeister seit 4. J.
De.	48	26	–	feinfleckig	,,	$1^1/_4$	
Fä.	34	7	–	beginnend	,,	1	
Fre.	50	25	–	beg. Schwielenbildung	,,	3	Tierversuch 0.
Fi.	48	25	–	beginnend	,,	$1^1/_4$	
Ga.	40	13	–	feinfleckig	,,	$1^1/_4$	gelegentl. Nebengestein.
Ge.	42	21	+	,,	,,	1	Kapazität 3900.
Goe.	54	22	–	beginnend	,,	$1^1/_2$	
Gol.	51	25	–	beg. Schwielenbildung	,,	$1^1/_2$	einseitiges infraklav. Infiltrat.
Grün.	68	25	–	,,	,,	7	gelegentl. Nebengestein. Tumorart. Form. Schrumpfung 2500 ccm. Tiervers. 0.
Grü.	50	23	–	feinfleckig	,,	2	gelegentl. Nebengestein
Ha.	33	8	+	beginnend	,,	$2^1/_2$	Tierversuch 0.
He.	64	35	–	feinfleckig	,,	2	etwas Steinarbeit.
Jä.	52	25	–	beginnend	,,	1	Senkungzeit $8^1/_4$ Std. Kapazit. 3500 ccm.
Ja.	54	15	–	beg. Schwielenbildung	Zunahme	2	Kapazität 2750 ccm. Vergrößerung der infraklav. symmetr. Schwielen. Feine Fleckung unveränd. Senkungszeit 4 Std. 43 Min.
La.	63	23	–	feinfleckig	unverändert	$1^1/_2$	
Men.	42	17	–	beginnend	,,	etwa 2	
Od.	54	28	–	,,	,,	$2^1/_4$	
Pio.	40	22	+	,,	,,	2	gelegentl. Nebengestein. Tierversuch 0.
Pu.	31	15	–	,,	,,	$2^1/_4$	

Tabelle 21 (Fortsetzung).

Name	Alter J.	Dauer der Kohlenhauertätigkeit J.	Weiter gearbeitet	Stadium der Staubveränderungen	Verlauf	Beobachtungsdauer J.	Bemerkungen
Schi.	42	21	–	beginnend	unverändert	$1^1/_2$	Senkungszeit 6 Std. Kapazit. 3700. Auch vor Nebengestein.
Schl.	45	25	+	feinfleckig	„	$4^1/_4$	Gelegentl. Nebengestein. Senkung 6 Std. Vitalkapazit. 1924 3300; 1925 3000; 1929 3000.
Sta.	43	21	+	beginnend	„	$1^1/_2$	
Tu.	42	19	+	feinfleckig	„	2	Senkung 5 Std. 20 Min. Vitalkapaz. 3500.
Wr.	53	17	–	„	Zunahme	$1^1/_2$	
Wünk.	52	23	+	beginnend	unverändert	$1^3/_4$	Als Schießmeister weiter gearbeitet, vorher gelegentl. Nebengestein.
Li.	42	10	–	„	„	3	

Arbeitern in Gruben mit weicher Kohle nur geringe Veränderungen, bei
Bergarbeitern in Anthrazitgruben erheblich stärkere. Edling[1] betont
auf Grund vergleichender anatomischer und röntgenologischer Untersuchungen, daß die besonders weiche und reine schwedische Kohle über

Tabelle 22. Pneumonokoniotische Kohlenhauer mit

Name	Alter	Dauer der Tätigkeit als Kohlenhauer	Weiter gearbeitet	Für Tuberkulose sprechender Röntgenbefund	Verlauf	Beobachtungsdauer in Jahren
Sch.	27	8	–	Fleckung der oberen Teile.	langsam progrediert.	$2^1/_2$
P.	53	34	+	21 Spitzen beiderseits schwielig ind.	stationär	7
Sch.	55	18	–	Schwiel. Kombination von Staub und ind. Tuberkulose.	stationär	5
St.	54	20	+	Fleckung der obersten Lungenteile.	stationär	$3^1/_4$
M.	53	15	–	streifig-fleckige Verdichtung.	Rückbildung	$2^1/_2$
H.	65	18	–	linsengroße und größere Flecke.	Rückgang	8
O.	56	23	–	Fleckung der oberen Teile.	unverändert	$1^3/_4$

<hr>

[1] Edling: Acta radiol. (Stockh.) 6.

haupt keine Fibrose der Lungen hervorrufe. Zwar könne man auch bei den dortigen Kohlenbergwerksarbeitern röntgenologisch feine oder grobe Fleckung der Lungen nachweisen. Diese sei aber nicht durch Bindegewebsentwicklung, sondern lediglich durch herdförmige Anfüllung von Alveolarbezirken mit eingeatmetem Kohlenstaub, Aufnahme in die Lymphbahnen, Atelektase, Hyperämie, Stauung und Ödem bedingt. Graphit kann umgekehrt sehr schwere Staubindurationen hervorrufen (Koopmann)[1]. Es scheint demnach, als wenn bei dem Kohlenstaub doch dessen physikalische Beschaffenheit von erheblichem Einfluß auf die Entstehung einer Fibrose ist.

Eine Pneumonokoniose durch Kohlenstaub kommt nicht nur bei Kohlenhauern vor, sondern auch bei den Kohlentrimmern, den mit dem Verladen von Kohle beschäftigten Leuten (Collis[2] und Gilchrist).

Begutachtung.

Während früher der praktische Arzt nur selten Gelegenheit hatte, sich mit der Staublungenerkrankung zu beschäftigen, stellt die Einreihung der schweren Staublungenerkrankung unter die entschädigungspflichtigen Gewerbekrankheiten jetzt viele Ärzte vor die Aufgabe, die Erkrankung zu erkennen und ein Urteil über ihre Schwere abzugeben. Es ist zu prüfen, ob aus den mitgeteilten Beobachtungen über den Verlauf Folgerungen für die Begutachtung zu ziehen sind. Anzeige- und

Verdacht auf tuberkulöse Infektion.

	Klinische Bemerkungen	
	Kapazität 2700. Senkung 7 Std.	Mehrfach Schübe typischer apicaler Tuberkulose.
Gelegentlich Steinarbeit.	Kapazität 3500.	Abgeheilte zirrhotische Tuberkulose.
Gelegentlich Steinarbeit.	Senkg. 1929: 3 Std. 25 Min. Kapazität 29: 2600.	Stationäre geschlossene Tuberkulose.
Gelegentlich Gesteinsarbeit, jetzt Schießmeister.		Abgeheilte zirrhotische Tuberkulose.
Schießmeister.	Tierversuch 0.	1926: fieberhafter Spitzenkatarrh. 1928: Wohl.
	Kapazität 1750 ccm. Rückgang. Tierversuch +.	Später an Oesophagus Ca † Autopsie: Kleine verkalkte tuberkulöse Herde, Staubschwielen.
6 J. Schießmeister.	Senkung 2 Std. 43 Min. Kapazität 200 ccm.	26: Akuter Prozeß, später stationär geworden.

---

[1] Koopmann: Virchows Arch. **253** (1924).
[2] Collis and Gilchrist: J. ind. Hyg. **10**, Nr 4 (1928).

entschädigungspflichtig ist nur die schwere Staublungenerkrankung. Der Begriff ist in der Verordnung nicht näher erläutert. Koelsch[1] gründet das Urteil über die Schwere der Erkrankung im wesentlichen auf das Röntgenbild. „Als eine schwere Gesteinsstauberkrankung wird anzusehen sein eine durch Ablagerung von kieselsäurehaltigem Gesteinsstaub hervorgerufene Schwielenbildung in den Lungen, bei der beide Lungen annähernd gleichmäßig von grobknotigen mindestens erbsengroßen Schwielen durchsetzt sind; sie ist nur im Röntgenbilde durch teils rundliche, teils mehr flächenhafte Verschattungen nachweisbar und äußert sich klinisch durch Kurzatmigkeit infolge Lungenstarre, unter Umständen mit Rückwirkung auf den Kreislauf bis zu ausgesprochenen Erscheinungen der Herzinsuffizienz.“

Reichmann[2] weist darauf hin, daß nach dem Gebrauch in der Versicherungsmedizin ein Verletzter als „schwer verletzt“ dann gilt, wenn er mindestens um 50% in seiner Erwerbsfähigkeit beeinträchtigt ist und denkt an eine Übertragung dieser Auslegung auch auf den Begriff der „schweren Staublungenerkrankung“.

Die röntgenologischen Veränderungen, die Koelsch für die Anerkennung einer schweren Staublungenerkrankung fordert, entsprechen so ausgedehnten Verdichtungen des Lungengewebes, daß man bei ihrem Vorliegen wohl stets eine schwere Erkrankung annehmen darf, aber mitunter ist auch bei etwas geringeren röntgenologischen Veränderungen die Funktion der Lungen so stark gestört, daß die Erkrankung wohl als schwer zu bezeichnen ist. Wenn beide Lungenfelder sehr dicht von kleineren noch nicht erbsengroßen Knoten durchsetzt sind, so kann dadurch auch die Ventilation der Lunge und damit ihre Leistungsfähigkeit stark eingeschränkt sein. Die Prüfung der Vitalkapazität, das Verhalten des Pulses und der Atmung bei dosierter Arbeit zeigen mitunter auch in solchen Fällen sehr erhebliche Störungen an. Bei einer Vitalkapazität unter 2,5 bis 3 Litern ist die Arbeitsfähigkeit von Personen mittlerer Größe sicher sehr erheblich beeinträchtigt. Allerdings muß zugegeben werden, daß gerade die Prüfung der Vitalkapazität Anforderungen an den guten Willen des zu Untersuchenden stellt. Anderseits schließt eine röntgenologisch nachweisbare feine Fleckung beider Lungenfelder an sich noch nicht die Diagnose einer „schweren Staublunge“ in sich. Wir sehen oft genug, daß Träger solcher Veränderungen noch jahrelang ohne nennenswerte Beschwerden ihre volle Arbeit, selbst als Kohlen- oder Gesteinshauer weiter verrichten.

Die Diagnose einer schweren Staublunge soll sich nicht allein auf das Röntgenbild stützen, sondern muß ebenso sehr die klinischen Methoden, besonders den Ausfall der Funktionsprüfung der Lungen, berücksichtigen.

---

[1] Koelsch: Schwere Staublungenerkrankungen in „Arbeit und Gesundheit“, H. 12 (1929).

[2] Reichmann: Über die Begutachtung der Gesteinstauberkrankung. In: „Die gewerbliche Staublungenerkrankung“. Beih. Zbl. Gewerbehyg. **1929**.

Eine andere Schwierigkeit bietet sich bei der Beurteilung der Stauberkrankungen, die mit Tuberkulose vergesellschaftet sind. Diese Erkrankungen sind nur dann entschädigungspflichtig, wenn die Tuberkulose mit einer schweren Gesteinsstauberkrankung verbunden ist. Es ist aber, wie die früheren Beispiele gezeigt haben, bei den erst im vorgeschrittenen Stadium zur Beobachtung kommenden Fällen meist unmöglich zu entscheiden, wieviel der Veränderungen auf Tuberkulose, wieviel auf Staubeinwirkung zu beziehen ist. Selbst die anatomische Untersuchung versagt hier oft. Die chemische Untersuchung erweist, daß in den tuberkulo-silikotischen Lungengebieten große Quarzstaubmassen abgelagert sind. Wir wissen anderseits, daß die entwickelte Stauberkrankung eine ganz ausgesprochene Disposition für die Tuberkulose abgibt, daß die Staubkranken sehr viel häufiger an Tuberkulose erkranken als andere Menschen unter sonst gleichen Lebensbedingungen. In diesen Fällen erweist sich also die Stauberkrankung als schwer nicht nur wegen ihres augenblicklichen Zustandsbildes, sondern auch weil sie die Veranlassung zur Ausbreitung einer Tuberkulose geworden ist. Man wird daher meines Erachtens in Fällen von Staubtuberkulose eine schwere Staublunge dann anerkennen müssen, wenn bei schweren Gesamtveränderungen Vorgeschichte und Röntgenbild ausgesprochene Staubveränderungen wahrscheinlich machen. Wenn also eine charakteristische ausgedehnte Fleckung beider Lungen mit annähernd symmetrischen größeren Verdichtungen vorliegt, und der klinische Verlauf für eine Stauberkrankung spricht, so wird man diese als schwer ansehen müssen unbeschadet des Einwandes, daß die flächenhaften Verdichtungen möglicherweise nicht durch den Staub allein, sondern erst durch die Mitwirkung der Tuberkulose hervorgerufen sind.

Und schließlich sei noch auf einen zu irrtümlicher Auffassung führenden Umstand hingewiesen. In den Endstadien der reinen Staublunge wie der Staubtuberkulose kommt es oft zu hochgradigem Emphysem ausgedehnter Lungenabschnitte. Damit schwinden die Staubknötchen größtenteils aus dem Bilde, teilweise vielleicht auch in Wirklichkeit. Das Fehlen der feinen Fleckung in den emphysematischen Lungenteilen darf daher in den vorgeschrittenen Fällen der Staubtuberkulose nicht als Beweis gegen eine „schwere Staublungenerkrankung" angesehen werden, wenn der sonstige klinische und röntgenologische Befund dafür sprechen.

Verhütung der Staubkrankheit.

So wenig Erfolg die Behandlung der Staubkrankheit zeitigt, so aussichtsreich ist ihre Bekämpfung. Man muß sich allerdings darüber klar sein, daß dieser Kampf energisch durchgeführt werden muß, erhebliche Mittel erfordert und seinen vollen Erfolg erst nach einer Reihe von Jahren zeitigen kann. Abgesehen davon, daß sich derartige hygienische Maßnahmen meist nur allmählich durchsetzen, ist zu berücksichtigen, daß auch bei plötzlicher Verminderung der Staubeinatmung die Leute, die bis dahin reichlich Staub eingeatmet haben, noch lange unter der Nachwirkung des einmal eingeatmeten Staubes stehen und daher unter verbesserten Arbeitsbedingungen noch auf Grund der früheren Schädigung eine Staublunge bekommen können. Welche Erfolge aber durch eine großzügig organisierte und jahrelang folgerichtig durchgeführte Staubbekämpfung erzielt werden können, zeigen am besten die Erfahrungen in den südafrikanischen Goldminen, die hier kurz nach dem letzten Jahresbericht[1] vom März 1929 wiedergegeben seien. Die seit etwa 1916 von einer besonderen Behörde, dem Miners Phthisis Medical Bureau, durchgeführte Sanierung hat zu einer Herabminderung der durchschnittlichen Staubmenge in den Gruben auf weniger als 1 mg pro cbm geführt. Bei der regelmäßigen periodischen klinischen und röntgenologischen Untersuchung werden alle Bergleute, bei denen sichere Staubveränderungen festgestellt werden, aufgefordert, ihre Grubentätigkeit aufzugeben und folgen diesem Rat fast immer. Es läßt sich auf diese Weise genau feststellen, wieviel Grubenarbeiter in jedem Jahr neu erkranken. Diese Zahl ist in den letzten Jahren von 3859 auf 1941, berechnet auf 100000 Arbeiter, abgefallen, also auf etwa die Hälfte. Diejenigen Arbeiter, die vor der Einstellung untersucht und als völlig gesund befunden waren und nur in dauernd überwachten Minen gearbeitet haben, zeigen eine weit geringere Erkrankungsziffer, nämlich nur 152 auf 100000. Die weit überwiegende Zahl der heutigen Erkrankungen fällt also auf solche Leute, die bereits vor Einführung der Staubbekämpfung Grubendienst verrichtet haben. Die außerordentlich geringe Zahl der Erkrankungen bei den vor der Einstellung als gesund Befundenen beruht zum Teil darauf, daß deren Gesamtarbeitsdauer kürzer ist als die der anderen bereits vor Einführung der Staubbekämpfung Tätigen. Aber auch wenn man Leute mit gleicher Arbeitsdauer vergleicht, zeigt sich die große Überlegenheit der Gruppe, die vor der Einstellung als gesund befunden war und nur in beaufsichtigten Minen gearbeitet hat. Die Zahl der Erkrankungen an Staublunge nach

---

[1] Rep. Miners Phthisis Med. Bureau for 1928. Pretoria 1929.

10jähriger Tätigkeit beträgt bei dieser Gruppe nur etwa den vierten Teil der Erkrankungszahl der anderen Gesteinsarbeiter, deren Krankheitshäufigkeit ebenfalls gegen früher erheblich gesunken ist.

Welche Maßnahmen zur Staubbekämpfung zu treffen sind, ist für jede berufliche Staubarbeit gesondert zu prüfen. In den südafrikanischen Goldgruben hat sich im allgemeinen die Staubniederschlagung durch Wasserspülung der Bohrlöcher bewährt. In der Schleifereiindustrie scheint diese Naßarbeit aber keine hygienischen Vorteile zu bieten. Teleky[1], Lochtkemper, Rosenthal-Deussen, Derdack finden im Gegenteil, daß die Staubentwicklung beim Naßschleifen besonders groß und die Stauberkrankung bei den Naßschleifern besonders schwer ist. In der Schleifereiindustrie scheint der beste Weg zur Vermeidung gefährlichen Staubes die Anwendung von Kunststeinen zu sein, die nicht aus Sandstein, sondern aus anderem Material (Korund, Siliziumkarbid u. a.) bestehen. Sie geben weit weniger Staub ab, der zudem wesentlich ungefährlicher zu sein scheint. Wo Schleifsteine aus Sandstein nicht zu entbehren sind, ist die Trennung von Pliest- und Schleifräumen, die Verlegung besonders viel Staub erzeugender Maßnahmen, wie des „Ritzens" der Schleifsteine, in die Zeit des Arbeitsschlusses wichtig (Teleky).

Im Bergbau ist nach den südafrikanischen Erfahrungen das Naßbohren recht wirksam. Da das eigentliche Bohren am Ende des engen Bohrloches vor sich geht, so findet das dort hinzuströmende Wasser genügend Gelegenheit, den Staub niederzuschlagen, verspritzt ihn nicht in dem Maße, wie es beim Schleifen durch den rotierenden Schleifstein der Fall ist. Ein Nachteil des Naßbohrens, auf den die südafrikanischen Untersucher hinweisen, scheint allerdings der zu sein, daß in der überfeuchten Atmosphäre etwa vorhandene Tuberkelbazillen sich leichter halten und zur Infektion führen. Die Tuberkulosegefährdung innerhalb der Gruben ist aber in Südafrika wesentlich größer als bei uns (siehe S. 3). Die Einwendungen gegen das Naßbohren haben für unsere Verhältnisse daher kaum die Bedeutung wie vielleicht in Südafrika. Aber auch dort ist man bisher bei dieser Methode der Staubniederschlagung geblieben.

Mit der Naßbohrung tritt vielleicht die Staubabsaugung am Bohrloch in Wettbewerb. Bohrhämmer mit Absaugevorrichtungen sind bereits stellenweise in Betrieb.

Ob es gelingt, Atemmasken zu bauen, die bei genügender Porenfeinheit der Atemluft nur geringen Widerstand entgegensetzen und dementsprechend den Bergmann bei der Arbeit nicht belästigen, scheint nach den bisherigen Erfahrungen zweifelhaft.

Wertvolle Anregungen scheinen sich durch das Preisausschreiben für Bohrstaubschutz ergeben zu haben.

In den südafrikanischen Gruben besteht die Vorschrift, die Sprengungen an den Schluß der Arbeitszeit zu verlegen, wenn die meisten

---

[1] Teleky, Lochtkemper, Rosenthal-Deussen, Derdack: Staubgefährdung und Staubschädigungen der Metallschleifer. Arb. u. Gesdh. **1928**, H. 9.

Arbeiter die Grube verlassen haben. Ob das für die hiesigen andersartigen Verhältnisse möglich ist, erscheint mir zweifelhaft.

Eine Quelle starker Staubentwicklung ist in den Kohlengruben das zum Schutz gegen Explosionen eingeführte Staubstreuverfahren, bei dem Gesteinsstaub künstlich verstaubt wird, um den explosiblen Kohlenstaub aus der Luft niederzuschlagen. Ob das Verfahren die Entstehung von Pneumonokoniosen fördert, läßt sich bisher noch nicht mit Sicherheit beantworten. Die Zeit, seit der es angewandt wird, ist noch zu kurz, als daß ein endgültiges Urteil möglich wäre. Die Tierversuche von Joetten und Kortmann sprechen dafür, daß der Streustaub nicht ungefährlich ist. Zur Herstellung des Streustaubes werden im allgemeinen Ausgangsstoffe benutzt, die verhältnismäßig arm an feiner Kieselsäure sind: Tonschiefer, Ton, Kalkstein, Flugstaub (Schulte[1]). Bisher sind bei den mit dem Streuen beschäftigten Arbeitern keine, bei den mit dem Mahlen Beschäftigten nur vereinzelt Staubverdichtungen beobachtet worden. Die Anwendung von Atemmasken ist bei Staubstreuern und bei Staubmüllern notwendig.

Eine der Hauptgefahren, der der Gesteinsstaubarbeiter ausgesetzt ist, ist die Tuberkulose. Mit der Bekämpfung der Staubschädigung muß daher die Tuberkulosebekämpfung in Staubberufen einhergehen. Die Beobachtungen von Tattersall[2] an englischen Bergarbeitern zeigen, wie durch das Hinzukommen eines einzigen Tuberkulösen eine ganze Belegschaft verseucht werden kann. Teleky weist darauf hin, daß die Tuberkulose unter den Schleifern gerade dort besonders sich häuft, wo durch Zusammendrängung vieler Arbeiter in geschlossenen Räumen die Expositionsgefahr vergrößert ist. Collis[3] betont umgekehrt, daß bei Vermeidung jedes Kontaktes mit Tuberkulösen die Träger von Staublungenveränderungen nur in einem geringen Prozentsatz an Tuberkulose erkranken. Es bedarf daher einer unbedingten Ausschließung Tuberkulöser aus den der Silikose am meisten ausgesetzten Berufen, besonders also aus dem der Gesteinshauer und der Schleifer.

Von großer Wichtigkeit ist eine genaue gesundheitliche Prüfung aller Arbeiter vor Aufnahme staubgefährdeter Tätigkeit und Zurückweisung der Ungeeigneten, besonders der Tuberkulösen und der Leute mit Erkrankung der oberen Luftwege, ferner regelmäßige periodische Nachuntersuchung. Ziel dieser Nachuntersuchungen muß sein, die Leute mit deutlichen Staubschädigungen aus ihrer Tätigkeit herauszunehmen, ehe die Schädigungen schwer geworden sind. Diese wichtige Aufgabe ist im Kohlenbergbau durch die Maßnahmen der Knappschaft im allgemeinen gelöst. Die Gesteinshauer bilden hier nur einen Teil der Belegschaft, sie können beim Nachweis deutlicher Staubveränderungen aus der bisherigen Tätigkeit heraus-

---

1 Schulte: Übt das Staubstreuverfahren einen schädigenden Einfluß auf die Gesundheit der Bergleute aus? Die gewerbliche Staublungenerkrankung. Beih. 15 z. Zbl. Gewerbehyg. **1929**.

2 Tattersall: J. ind. Hyg. 8, 466 (1926).

3 Collis: J. ind. Hyg. 7, Nr 5 (1925).

genommen und einer anderen bergbaulichen Tätigkeit zugeführt werden. Sie werden nicht als Kohlenhauer verwandt, da der Kohlenstaub in einer bereits durch Steinstaub geschädigten Lunge ebenfalls ungünstig zu wirken scheint. In anderen Betrieben allerdings, so in der Schleiferei, ist dieser Gesichtspunkt bisher wohl weniger beachtet worden. Vielleicht gibt es auch hier die Möglichkeit, leicht Erkrankte an anderer, weniger gefährlicher Stelle zu beschäftigen (Pliesten, Kunststein usw.). Unter Umständen müßte hier von der sogenannten Übergangsrente in ausgedehnterem Maße Gebrauch gemacht werden, um eine Umschulung zu ermöglichen.

Weiter wird es wichtig sein, regelmäßige Staubmengenbestimmungen in den staubgefährdeten Industrien, besonders in den Schleifereien und den Gruben durchzuführen. Erst durch deren Anwendung ist es möglich gewesen, die einzelnen zur Staubverhütung ergriffenen Maßnahmen auf ihre Wirksamkeit zu prüfen. Nach dieser Richtung hin werden auch die sämtlichen für die Staubbekämpfung im Bergbau vorgeschlagenen Maßnahmen geprüft werden müssen, ehe eine allgemeine Regelung erfolgen kann.

Es eröffnet sich hier ein großes Arbeitsgebiet, das nur durch gemeinsames Vorgehen des bergmännischen bzw. technischen Praktikers und Theoretikers auf der einen Seite, des Mediziners mit seinen vielfachen Spezialgebieten (Hygiene, pathologische Anatomie, Klinik) auf der andern Seite erfolgreich in Angriff genommen werden kann. Es wird sicher noch sehr viel Arbeit notwendig sein, um vorwärts zu kommen; ebenso sicher aber wird ein Erfolg sich schließlich erzielen lassen.